TRAITÉ
D'HYGIÈNE POPULAIRE

PAR

HENRI DUCLOS ET BOUTEILLER FILS
DOCTEURS EN MÉDECINE,
EX-INTERNES DES HOPITAUX DE PARIS.

Ce Traité, envoyé à l'Académie des Sciences, Belles-Lettres et Arts de Rouen, pour le concours de 1852, a valu aux Auteurs une Médaille d'or de 200 francs.

PRIX : 50 CENTIMES.

ROUEN
IMPRIMERIE DE D. BRIÈRE,
RUE SAINT-LO, N° 7.

AOUT 1852.

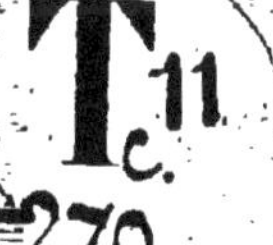

TRAITÉ
D'HYGIÈNE POPULAIRE

PAR

HENRI DUCLOS ET BOUTEILLER FILS
DOCTEURS EN MÉDECINE,
EX-INTERNES DES HOPITAUX DE PARIS.

Ce Traité, envoyé à l'Académie des Sciences, Belles-Lettres et Arts de Rouen, pour le concours de 1852, a valu aux Auteurs une Médaille d'or de 200 francs.

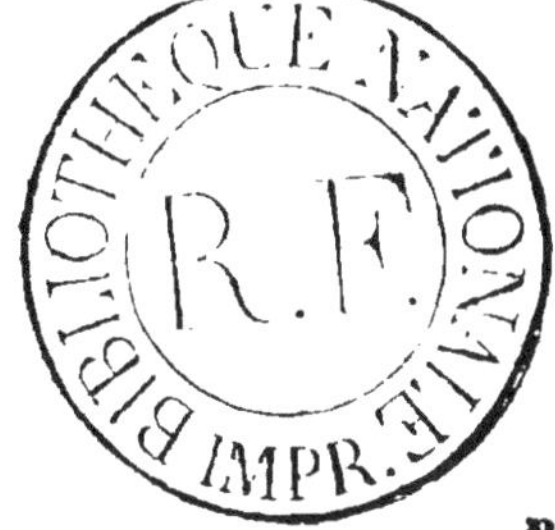

PRIX : 50 CENTIMES.

ROUEN
IMPRIMERIE DE D. BRIÈRE,
RUE SAINT-LO, N° 7.

AOUT 1852.

PRÉFACE.

Benè adhibita ratio cernit quid optimum sit
neglecta multis implicatur erroribus.

CICÉRON.

C'est à vous, bon ouvrier, et à votre fidèle compagne, que nous dédions ce livre ; à vous deux, qui, tout le jour, travaillez avec courage pour nourrir vos vieux parents et pour élever vos jeunes enfants.

Vous avez besoin de vos bras soutenus par une santé florissante ; personne n'acceptera avec plus de reconnaissance que vous un petit livre où sont consignés les principaux préceptes de l'hygiène.

Il vaut mieux prévenir le mal que d'avoir à y remédier. Si, pour cela, il ne faut qu'un peu d'attention et quelques heures de lecture le jour du repos, vous consulterez ce petit Manuel.

Qu'arrive-t-il souvent? C'est que la santé s'altère insensiblement, l'on va de mal en pis jusqu'à ce que l'on ne puisse plus travailler, et l'on vient dans un état désespéré consulter le médecin ; ou bien, s'il n'est pas trop tard, on est un mois ou deux sans pouvoir revenir au métier.

Tout cela ne serait peut-être pas arrivé, si vous aviez su un peu d'hygiène. Vous n'auriez pas omis des soins que vous ignoriez et dont la négligence prolongée vous a rendus malades.

Il vaut mieux, dites-vous souvent, aller chez le boulanger que chez le pharmacien! Vous avez raison, et c'est pour que vous ne cessiez d'aller chez le boulanger, qu'il est nécessaire de vous enseigner ce qui vous préservera de la pharmacie.

D'ailleurs, les soins hygiéniques ne s'appliquent pas seulement aux gens qui se portent bien et qui veulent conserver leur santé dans toute son intégrité, mais aussi à ceux qui sont malades ou convalescents.

Pendant une maladie, il y a aussi des soins hygiéniques qu'on doit prodiguer avec plus d'attention qu'auparavant. Or, vous verrez que la sottise est si grande, que c'est le contraire qui se fait dans quelques maisons.

Nous vous demandons que vous ayez, en lisant ce livre, un peu de confiance.

Comment, dira-t-on, saurons-nous si c'est la vérité?

A cela nous répondrons : Ce n'est pas nous qui avons trouvé ces préceptes que nous vous conseillons pour conserver votre santé. Nous n'avons fait que résumer ce qu'il y a de positif et de certain dans la science; nous vous le transmettons en vous disant : Les plus grands savants ont dit qu'il fallait agir ainsi ; nous pensons, par expérience, qu'ils ont raison. Croyez-les comme nous les croyons. Donnez-leur un peu de cette foi ardente que vous accordez aux conseils dont vous accablent vos voisines.

Le premier précepte d'hygiène que nous vous recommandons, c'est de rejeter tous les préjugés que colportent les commères ignorantes et tous les gens, petits ou grands, qui, sans avoir jamais fait d'études, parlent médecine avec une assurance qui démonte le plus savant.

Chose bien singulière! les deux sciences qui sont peut-être les plus difficiles, la politique et la médecine, sont celles sur lesquelles tout le monde raisonne sans en savoir le premier mot.

Nous ne pouvons faire mieux que de rappeler ici une anecdote qui sera la confirmation de ce que nous avançons :

« On dit que le duc de Ferrare (Alphonse d'Este) mit quelquefois en propos familiers de quel métier il y avait de plus de gens. L'un disait de cordonniers ; un autre, de mariniers ; qui, de laboureurs ; qui, de chicaneurs. Gonelle, fameux bouffon, dit qu'il y avait plus de médecins que de toute autre sorte de gens, et gagea contre le duc son maître, qui rejetait cela bien loin, qu'il le prouverait dedans vingt-quatre heures.

» Le lendemain matin, Gonelle sort de son logis avec un grand bonnet de nuit et un couvre-chef qui lui bandait le menton, puis un chapeau par-dessus, son manteau haussé sur ses épaules.

» En cet équipage, il prend la route du palais de Son Excellence par la rue des Anges.

» Le premier qu'il rencontre lui demande qu'est-ce qu'il a. Il répond : « Une douleur enragée de dents.

» — Ah ! mon ami, dit l'autre, je sais la meilleure recette du monde contre ce mal-là, » et la lui dit.

» Gonelle écrit son nom en ses tablettes, faisant semblant d'écrire la recette.

» A un pas de là, il en trouve deux ou trois ensemble qui font semblable interrogation, et chacun lui donne un remède ; il écrit leurs noms, comme du premier. Et ainsi poursuivant son chemin tout bellement le long de cette rue, il ne rencontre personne qui ne lui enseignât quelques recettes différentes l'une de l'autre, chacun lui disant que la sienne était bien éprouvée, certaine et infaillible : il écrit le nom de tous. Parvenu qu'il fut à la basse-cour du palais, le voilà environné de gens (comme il était connu de tous) qui, après avoir entendu son mal, lui donnèrent force recettes que chacun disait être des meilleures ; il les remercia, et écrivit leur nom aussi.

» Quand il entre en la chambre du duc, Son Excellence lui crie de loin : « Eh ! qu'as-tu, Gonelle ? »

» Il répond tout piteusement et marmiteux : « Le mal de dents le plus cruel qui fut jamais. » A donc, Son Excellence lui dit : « Eh ! Gonelle, je sais une chose qui te fera passer incontinent la douleur, encore que la dent fût gâtée. Brassavolo, mon médecin, n'en pratiqua jamais une meilleure. Fais ceci et cela, et incontinent tu seras guéri. »

» Soudain Gonelle, jetant bas sa coiffure et son attirail, s'écria : « Et vous aussi, monseigneur, êtes médecin !... Voyez ci, combien j'en ai trouvé depuis mon logis jusqu'au vôtre ; il y en a plus de deux cents, et je n'ai passé que par une rue ; je gage d'en trouver plus de dix mille, si je veux aller partout. Trouvez-moi autant de personnes d'un autre métier ! » (Laurent JOUBERT.)

Joubert ajoute : « Voilà bien rencontré et à la vérité, car chacun se mêle de médecine, et il y a peu de gens qui ne pensent y savoir beaucoup, voire plus que les médecins. »

DE L'HYGIÈNE.

L'hygiène est l'art de conserver à chacun sa santé.

Prévenir les maladies est souvent bien plus facile que de les guérir ; c'est, sans aucun doute, plus utile. Toutefois, nous ferons rentrer dans l'hygiène les préceptes qui empêchent quelques infirmités incurables de s'aggraver (varices, hernies, myopie, etc.) ; les préceptes aussi qui se rapportent aux soins communs à donner à l'homme pendant une maladie.

Il est donc très important d'étudier avec attention l'hygiène et de propager les résultats certains où elle est arrivée. D'ailleurs, à bien constater les succès obtenus dans la guérison des maladies par les médicaments et par les moyens hygiéniques, l'on est forcé de convenir que, la plupart du temps, les médicaments sont insuffisants, tandis que les moyens hygiéniques *seuls* parviennent souvent à ramener en état de santé l'homme dont les organes ont été lésés, dont les fonctions ont été un instant altérées.

Au contraire, les médicaments ont toujours besoin de l'appui de l'hygiène.

C'est surtout dans la classe malaisée, chez les ouvriers de nos villes et chez les habitants des campagnes, que nous, médecins, sommes appelés à déplorer l'absence de toute règle d'hygiène, l'absence des précautions les plus élémentaires, que le seul instinct devrait inspirer à l'homme.

Presque toujours le public s'y trompe : quand il est malade, c'est le médicament qu'il cherche ; il ne comprend pas la science du véritable médecin, qui observe et dirige, ou plutôt empêche qu'on ne trouble les efforts de la nature, surveille le régime et rappelle l'observation des soins hygiéniques. On accepte avec reconnaissance la *fiole*, le *remède secret* du charlatan, qui, ne sachant pas un mot d'hygiène, laisse le malade exposé aux conséquences, quelquefois mortelles, des écarts de régime. Cette crédulité est, en vérité, un reste de celle de nos pères pour la magie et les miracles des sorciers !

Nous allons essayer de dire en quelques pages les préceptes les plus simples de cette partie de la médecine, ceux qui sont à la portée de tous les ouvriers, ceux auxquels ils peuvent se conformer. Nous ne dirons rien de ce qui regarde les devoirs des patrons et des administrations ; des conseils leur ont été donnés ailleurs d'une manière éloquente et savante.

Pour nous, il nous suffira d'être clairs et de ne donner que des conseils dont l'exécution soit possible. Puisse notre travail répondre à la bienveillante sollicitude de l'Académie de Rouen pour la santé du peuple !

DE LA PROPRETÉ.

—

La propreté est une vertu : c'est surtout la vertu du pauvre. Quelle différence entre ces deux familles voisines, dont les salaires sont égaux, dont les charges sont égales !

Dans l'une, chaque personne, vêtue d'habillements grossiers, il est vrai, mais d'une grande propreté, présente un visage que la tranquillité d'âme, la régularité des habitudes, et enfin les lotions d'une eau limpide font resplendir.

Dans l'autre règne le désordre : tout est épars çà et là ; les habitants sont sales, dégoûtants dans leurs vêtements ; les habits même tout neufs ont un aspect de guenilles par la manière dont ils sont mis et entretenus. La saleté cache des traits qui ne manquent cependant pas de beauté ; les enfants abandonnés à eux-mêmes sont mal tenus et couverts de crasse !

C'est que, dans la première, les parents pauvres, mais rangés et honnêtes, ont consacré quelques instants perdus à parer leur pauvreté, et leur propreté est l'expression de leurs bonnes habitudes ; celle de leurs enfants est l'expression de leurs bons sentiments et le fruit d'un bon exemple.

Dans la seconde, les instants perdus ont été employés à satisfaire une passion dégradante et à dépenser en libations les quelques sous qu'on pouvait destiner à la propreté et à la santé du corps. La malpropreté est le reflet et la conséquence de ces pernicieux égarements.

Que ceux que nous blâmons ne cherchent pas à alléguer d'excuse ; nous leur ferons cette remarque sans réplique : il n'y a pas besoin d'être riche pour puiser l'eau aux fontaines si nombreuses. Vous avez des lavoirs publics, des bains presque gratuits, que l'administration municipale met à votre disposition. Pendant l'été, rien n'est plus facile que de profiter des eaux des fleuves et des rivières, de s'y plonger par raison, par utilité, ce que font tant de personnes par plaisir. Imitez, en un mot, une foule d'animaux qui nous donnent un salutaire exemple. N'est-il pas honteux de voir malpropre le palefrenier qui conduit chaque jour son cheval à l'abreuvoir du fleuve ? Qu'un faux point d'honneur ne vous empêche pas d'entrer aux bains chauds gratuits en hiver. Il n'y a jamais de honte à être propre, et l'on peut user de ces établissements sans plus de susceptibilité que si l'on allait puiser de l'eau à la fontaine. Soyez convaincus que les monuments publics, les fontaines, les lavoirs, les bains, etc., sont construits surtout pour vous, car le riche pourrait y suppléer !

De la Propreté de la tête.

On paraît, en vérité, adresser des conseils superflus lorsqu'on parle des soins à donner aux cheveux ; car une chevelure bien entretenue, arrangée avec goût, excite tellement l'admiration et relève si bien l'expression du visage, que l'amour-propre devrait être le seul maître en pareille matière. Par malheur, l'amour-propre est muet chez beaucoup de personnes, et l'on a besoin de parler pour lui.

Du reste, l'hygiène s'arrête là où l'art du coiffeur commence. Elle recommande deux règles principales : 1° pour les hommes, de ne pas tenir les cheveux trop longs ; 2° pour tous, de les peigner non seulement avec le démêloir, qui les met dans un ordre agréable, mais encore avec le peigne fin, qui nettoie le cuir chevelu.

Pour les enfants en bas âge, dont les cheveux sont rares et la peau délicate, il faut préférer la brosse de chiendent, moins coûteuse et plus douce. A mesure qu'on approche de l'âge où les cheveux tombent, il faut les couper plus souvent ; car ce n'est pas un préjugé de croire que cela soit une bonne condition pour en retarder la chute.

Si, par une cause quelconque, les cheveux sont tombés et que le crâne soit chauve, il en résulte souvent des indispositions, des maux de tête, des rhumes de cerveau, des torticolis. Alors il y a bien, pour remplacer la chevelure, le faux toupet, la perruque ; mais ces deux ornements sont du luxe ; nous aimons mieux dire que le bonnet de coton léger ou le bonnet de soie sur une tête bien propre rendront les mêmes services.

La propreté de la tête, chez les enfants, doit être entretenue avec peut-être plus de soin qu'à un autre âge. La crasse naturelle est extrêmement abondante dans les premiers temps de la vie ; elle forme des croûtes que l'on appelle le chapelet, et que l'on guérit par le brossage et les onctions d'huile ou de saindoux.

Si on laisse s'accumuler une grande quantité de chapelet, aussitôt la peau rougit au-dessous ; il se forme de la suppuration et des croûtes. C'est cet état qu'on appelle la gourme ; souvent c'est la cause du gonflement des glandes du cou.

Il faut que les ouvriers sachent et comprennent bien qu'on ne doit pas conserver les gourmes, et qu'il ne résulte aucune maladie de leur guérison.

Il en est de même des poux : c'est par un des préjugés les plus ridicules que des mères respectent les poux de leurs enfants, au lieu de les enlever au peigne fin ou à la brosse.

Les poux sont des animaux qui se forment sur la tête des enfants que l'on ne brosse pas ou qu'on ne peigne pas avec le plus grand soin. Chez les personnes plus âgées, qui ne se lavent jamais le corps, qui ne prennent jamais de bains, les poux naissent au milieu des poils des aisselles et des jambes, et même dans la crasse. Mais ce ne sont pas, comme on le dit, des animaux qui sortent du corps ; ce sont des parasites qui naissent à la surface.

Il y a deux ou trois cents ans, la production des poux était, il est vrai, attribuée à une maladie du sang ; c'était comme une humeur qui était expulsée, et, pour les faire disparaître, il fallait préparer le malade, lui faire suivre un régime, lui donner des tisanes, etc.

Depuis ce temps, la fausseté de pareilles idées a été reconnue ; aussi détruit-on ces bêtes comme on détruit les pucerons de son rosier, qu'on arrose néanmoins toujours de la même façon, avec la même eau. On ne s'occupe plus de changer le régime ou de donner de la tisane ; on se contente de peignes, de brosses, de graisse et d'eau pure. Pas une seule personne intelligente ne regarde les poux comme autre chose que l'effet de la malpropreté.

Par malheur, il existe de ces vieilles commères qui enseignent aux jeunes mères de leur quartier que les poux purgent les enfants, qu'ils mangent les humeurs; que plus un enfant a de poux, mieux il se porte, et autres sottises funestes!

Les pauvres mères aiment mieux croire les contes de ces méchantes femmes que ce que nous leur disons.

Mais si le médecin a bien insisté pour leur faire entendre que c'est de la saleté, tout purement de la saleté, elles finissent par le croire... à moitié, et exécutent à moitié ce qu'il leur prescrit.

La pauvre jeune femme qui chérit son enfant, son bien, son précieux trésor, est placée entre deux paroles, celle de la commère, celle du médecin. Savez-vous comment elle s'en tire?

Naïve concession à un absurde préjugé! elle brosse avec un soin minutieux la tête, elle fait disparaître presque tous les poux par les soins de la propreté. Mais elle en laisse trois ou quatre, ou même une dizaine; et si un matin, par hasard, elle n'en retrouvait plus un seul, oh! alors, elle serait dans une mortelle frayeur, en s'attendant à voir toutes les maladies s'abattre sur son enfant, comme l'a prédit la commère (1).

Si, par malheur, l'innocente et frêle créature a la moindre indisposition, quinze jours, un mois, et même six mois après la disparition des poux, comme la vieille voisine triomphe! comme elle accable tous ces médecins, tous ces savants, de son mépris orgueilleux! Heureusement nous ne succombons pas, et la raison finira toujours par se faire entendre.

Nous répéterons donc: En toute circonstance, quels que soient le tempérament, la constitution, l'âge et le sexe de l'enfant, mort aux poux! qu'il n'en reste plus un seul sur la tête d'un seul être humain!

Les anciens pensaient que c'était une maladie quelquefois mortelle. Hérode, le roi de Judée, et Sylla, le dictateur de Rome, et autres grands personnages, en étaient morts. S'il est vrai que ces hommes soient morts couverts de vermine, c'est que ceux qui les soignaient ne les ont pas tenus propres. C'est ce que l'on voit encore de nos jours, par suite d'un préjugé qui veut que l'on ne

(1) Quelquefois, même, la mère court *emprunter* un pou ou deux chez sa voisine pour repeupler la tête de son héritier.

peigne pas un malade de peur de l'émouvoir. C'est là une absurdité que l'on répète tous les jours. Il faut tenir propre la tête d'un malade comme le reste de son corps, ou, sans cela, les poux le couvriront au bout de peu de jours.

Nous avons vu de pauvres petits enfants frappés d'une maladie mortelle, qu'on avait négligés de brosser ou de peigner à cause de ce préjugé, être tourmentés jusqu'à leur dernier soupir par l'affreuse démangeaison que déterminaient ces vilains animaux parcourant tout leur corps.

Pour nettoyer la tête, il n'est pas nécessaire d'y mettre de la force, d'aller jusqu'à faire saigner ou rougir la peau ; car il arrive que, pour avoir été peignée trop fort, la tête *farine*, comme l'on dit vulgairement ; les cheveux sont comme poudrés et les habits couverts de cette poudre. Il faut, dans ce cas, préférer la brosse et enduire les cheveux de pommade ; la plus simple est la meilleure.

La malpropreté de la tête est une des causes de la teigne, et c'est avec plaisir que l'on constate chaque jour que le peuple ne pense plus que l'on doive respecter la teigne. C'est une maladie contagieuse, et c'est une mesure de prudence d'éloigner les enfants qui l'ont de ceux qui ne l'ont pas.

Chez l'homme adulte, la barbe, surtout si elle est longue, exige les mêmes soins de propreté que les cheveux, pour éviter les maladies de la peau du visage.

De la Propreté du visage.

Le visage est, en général, la partie du corps que l'on nettoie le mieux ; c'est la seule à laquelle quelques personnes appliquent les préceptes de la propreté. Le meilleur moyen de nettoyer la figure est d'employer une éponge fine, parfaitement propre, imbibée d'eau fraîche de fontaine. L'éponge, d'abord plus économique, enlève très bien la matière huileuse qui rend quelquefois la figure luisante ; elle frotte doucement et a l'avantage sur le linge de pouvoir, à l'instant même, être nettoyée. C'est surtout au front, à la racine des cheveux, autour du nez, à l'angle interne des yeux, autour des lèvres, et, chez l'homme, à la place de la barbe, que l'on doit appliquer son attention. La figure, une fois lavée, doit être essuyée avec un linge de toile bien sec et propre.

Les oreilles, à cause du cérumen que leur conduit sécrète, provoquent d'elles-mêmes les soins de propreté. L'éponge doit passer avec exactitude dans les différents replis de cet organe et dans celui qui se trouve derrière le pavillon.

Quant au conduit de l'oreille, il y a une petite remarque importante à faire : beaucoup de personnes insistent bien trop pour enlever toute la matière qui s'y trouve, non seulement dans la partie qui se laisse voir, mais aussi dans les profondeurs du conduit, allant jusqu'à ce que se manifeste cette légère douleur qui répond à la gorge et fait larmoyer. Nous avons vu souvent des mères de famille déterminer des écoulements de l'oreille chez des enfants d'ailleurs très bien soignés, seulement par cet excès de zèle qui leur faisait porter le cure-oreilles trop profondément dans le conduit auditif.

Indépendamment du dégoût que provoque le défaut de propreté des oreilles, quelquefois, l'amas de matière jaune venant à se durcir, il en résulte que l'on devient sourd jusqu'à ce qu'au moyen d'huile et d'eau tiède on ait nettoyé le conduit. M. le docteur Munaret raconte :

« L'otite et la surdité du paysan sont dues souvent à l'accumulation et la concrétion du cérumen dans ses oreilles. — Cette opinion n'est pas la sienne, car il attribue son *mal d'oreilles* à une *bête* (puce, moucheron ou autre) qui s'y est introduite et y caserne. Une semblable erreur naît des bourdonnements qui accompagnent l'obturation du conduit auditif externe, lesquels, en le fermant aux bruits du dehors, rendent l'organe plus sensible aux mouvements nés de la vie.

» Un paysan vint un jour me consulter, et m'avoua qu'il était allé *voir* un autre médecin. « Mais, ajouta-t-il, il n'a pas connu mon mal, car il m'a soutenu que ce n'était pas une *bête* que j'avais dans les oreilles, mais de la *cire !*... Et la preuve, c'est qu'il a ôté cette *cire* (ce que je pouvais faire aussi bien que lui), et que ma *bête* continue à bourdonner comme auparavant. » Cette confidence *m'illumina*, comme aurait dit Bossuet, et la visite de ses oreilles m'ayant appris, en effet, que mon confrère s'était contenté d'enlever la couche la plus superficielle du cérumen, et que ce qu'il en restait était presque rebelle à l'instrument, je lui répondis que j'avais vu sa *bête*, et que nous parviendrions à la détruire, moyennant sa patience. Ce qui fut promis. Et je commençai des injections d'eau tiède. « Quelle est cette eau ? » me demanda-t-il. Si je lui avais avoué que c'était bonnement de l'eau, le prestige s'envolait, et sa patience avec. « C'est une eau bien *forte*, mon ami, car j'espère qu'elle fera fondre et tomber en morceaux votre *bête*, sans faire souffrir ni endommager vos oreilles... Mais je vous le répète, il faut lui donner le temps d'agir, il faut de la patience.... » Et la tête appuyée sur une table, pour que chaque oreille pût garder les injections jusqu'à l'entier ramollissement du cérumen, j'annonçai que la *bête* était morte, décomposée même, et je procédai au complet curage de chaque conduit auditif externe. — O puissance d'une foi vive! mon homme reconnut si distinctement les pattes, les ailes et le tronc de l'insecte chimérique, dans les fragmens du cérumen, qu'il voulut les conserver. « A présent, lui dis-je, vous êtes guéri; mais rappelez-vous que cette espèce de *bête* aime la *cire* et en vit; il faut donc vous nettoyer les oreilles de temps en temps; voilà mon secret pour vous en préserver... »

» Quelques mois après, je fis la rencontre de mon opéré. « Je suis comme en paradis, monsieur le médecin; plus de bête... mais aussi, j'ai suivi votre conseil; je me *cure* les oreilles, et j'ai voulu même que tout *mon monde* en fît autant. »

Au sujet de l'orifice des narines, qu'il nous suffise de dire qu'il ne faut pas en arracher de force les poils. En passant un linge mouillé peu profondément dans cet orifice, on enlèvera les petites croûtes et les quelques poils qui se détacheront d'eux-mêmes; mais si l'on arrachait ceux qui tiennent, on s'exposerait à des maladies très gênantes des narines. D'ailleurs, ce n'est pas sans utilité que la nature les a placés là.

Le nettoiement des yeux doit être fait avec plus d'attention; car souvent on rend les paupières, et par suite le globe de l'œil, malades par de la négligence dans cette petite opération. Des fistules lacrymales résultent quelquefois de la seule malpropreté des coins de l'œil. Beaucoup de personnes de tout âge, et, dans les ouvriers, ceux surtout qui habitent les endroits humides pendant la saison des brouillards, ou qui travaillent sur les courants d'eau, au milieu de la buée, au milieu de la poussière, ont souvent, le matin, les paupières, les cils unis par des croûtes et présentant de l'humeur durcie accumulée au coin des yeux, près du nez. Lorsqu'ils viennent à ouvrir l'œil en s'éveillant, ou quand ceux qui ne peuvent le faire sans le secours d'un peu d'eau viennent à humecter les croûtes et à les détacher, il arrive très souvent que les cils sont arrachés, et, un cil étant enlevé chaque jour, il en résulte bientôt que les paupières, sur leurs bords, deviennent rouges, boursoufflées, douloureuses. Pour prévenir cet accident, on fera usage d'une pommade qui, dans notre département de la Seine-Inférieure, est presque un objet de nécessité : c'est la pommade de Desault, dont on enduira chaque soir les bords des paupières, sans en employer pour chaque œil plus que le volume d'un petit pois. De cette manière, à coup sûr, le lendemain matin, les paupières ne resteront pas collées, et, bien plus, la production de cette humeur qui se durcit diminuera chaque matin ; on nettoiera seulement les yeux avec un linge propre et fin, ou avec l'éponge bien nettoyée et de l'eau pure et fraîche de fontaine; on les essuiera doucement et complétement avec un linge sec.

Des Soins de la bouche.

Le moyen le plus simple d'entretenir en bon état les dents et les gencives est de promener tous les matins sur les dents une brosse douce et trempée dans de l'eau. Dans le cas où l'on ne peut ainsi prévenir la formation du tartre, on chargera la brosse d'une poudre très fine de charbon, qui est le meilleur et le plus économique des dentifrices.

En lisant ces lignes, quelques ouvriers pourraient croire que nous venons de traiter une question de luxe ; ce serait là une profonde erreur. Les soins que nous prescrivons sont purement hygiéniques ; car celui qui s'en abstient perd ses dents de très bonne heure. Le tartre s'amasse à leurs bases et les déchausse ; c'est ainsi que, chez les personnes qui ne soignent pas leur bouche, chez les vieillards surtout, l'on voit ces dents qui paraissent si grandes, qu'elles en sont hideuses ; cela est dû à ce que le tartre a forcé la gencive à se retirer.

Une autre règle de propreté consiste à ne point garder dans la bouche de dents cariées sans les faire plomber, s'il en est temps encore, ou sans les faire arracher, quand la carie est très avancée ; on évite ainsi la puanteur de l'haleine et la perte des autres dents.

A la deuxième dentition de l'enfant, les mères de famille feront attention à la direction que prennent les nouvelles dents, et, à la moindre irrégularité, elles présenteront leurs enfants à l'examen du médecin.

De la Propreté des mains.

Les mains doivent être lavées plusieurs fois par jour : d'abord, il est de règle de les laver le matin en se levant; ensuite, il est bon de le faire avant les repas, et enfin, le soir, en quittant le travail ; la propreté du lit y gagnera. En parlant des professions, nous insisterons, à propos de plusieurs d'entr'elles, sur le lavage des mains qui, devient alors non plus seulement un soin de propreté, mais une mesure de nécessité.

De la Propreté du corps.

Tout le corps ne doit certainement pas être lavé aussi souvent que les extrémités et le visage : d'ailleurs, il est vrai qu'il est moins exposé à être sali ; ensuite, un bain entier demande du temps, du linge ; enfin, on ne peut pas prendre un bain général à toute heure ; cependant il n'y a pas d'excuse, nous le répétons, pour l'ouvrier des grandes villes, qui a la facilité d'avoir gratuitement des bains en toute saison. Accordons à l'habitant des campagnes qu'il ne lui est pas facile de prendre des bains en hiver, parce que sa maison n'est pas chauffée suffisamment ; mais, en été, il peut très bien chauffer de l'eau, se baigner dans une cuve en bois, où le bain ne refroidira plus aussi vite que dans les autres saisons. En été aussi, dans beaucoup de localités il y a des fleuves, des rivières, de vastes étangs, la mer elle-même, qui invitent l'homme à s'y plonger ; et en cela il ne fera qu'imiter les animaux. Il n'est pas difficile, même de nos jours, au dix-neuvième siècle, de trouver des hommes qui n'ont jamais pris de bain ; une odeur fétide toute spéciale résulte de l'absence de bains, et l'on se prive d'un plaisir et d'un bien-être réel pour affronter mille maladies de la peau.

Voici quelques règles relatives à l'usage des bains :

Il faut mêler avec soin, par l'agitation, l'eau froide et l'eau chaude.

C'est à chacun qu'il appartient de fixer la température de son bain. Des règles absolues ne peuvent être établies à ce sujet : un bain qui dépasserait la température du corps humain, qui est de 36 degrés environ, serait dangereux ; dans une baignoire, l'eau au-dessous de 25 degrés est trop froide.

A la rivière, les bains se prennent quand les chaleurs de l'été durent depuis une quinzaine de jours.

Les baignoires peuvent être indifféremment en métal, en pierre ou en bois.

Un bain doit être pris à jeun, ou trois heures après le repas.

Enfin, en admettant l'impossibilité de prendre des bains soit dans une baignoire, soit dans une rivière, il reste un moyen de tenir le corps propre : c'est de le laver par parties avec une éponge et de l'eau tiède.

Les lois de la pudeur ne doivent jamais, il est vrai, faire oublier celles de l'hygiène ; cependant, dans ce petit ouvrage, nous passerons sous silence certains préceptes de propreté qui ne s'écrivent point. Un livre de la nature de celui que nous présentons doit être un hôte, un habitué, un familier de la maison ; il faut qu'il puisse être lu par tout le monde, qu'il soit à la portée de toutes les intelligences et de tous les âges.

Entretien de la propreté des pieds.

S'il est une partie que l'on doive bien tenir propre, c'est, sans contredit, les pieds : d'abord, parce que la marche les salit plus que tout autre point du corps ; ensuite, parce que la transpiration y est toujours désagréablement odorante ; enfin, parce que la négligence des lotions favorise la formation des cors et des durillons. Cependant le lavage trop fréquent a l'inconvénient de rendre les pieds trop sensibles ; il y a là une juste mesure à garder.

La transpiration des pieds peut être très abondante ; nous ne conseillons point de la combattre ni de la diminuer. On peut, toutefois, faire usage de chaussettes en fil souvent renouvelées, de chaussures légères et de lotions avec de l'eau simple.

Aux soins des pieds se rattache le mode de couper les ongles. On ignore que, par la mauvaise manière de faire cette petite opération, on s'expose à garder le lit plusieurs mois pour cette maladie que l'on appelle : l'ongle rentré dans les chairs. On doit tailler carrément un ongle du pied, ne pas le couper trop court, et ne pas abattre ses angles.

DES VÊTEMENTS.

—

La propreté des vêtements est une des conditions de la santé. En général, un reproche qu'on peut adresser aux masses, c'est de trop s'occuper du vêtement de dessus aux dépens de celui de dessous. Paraître propre quand on est sale, est une supercherie qui entraîne avec elle la maladie et quelquefois la honte. Il y a quelques années, un jeune homme brillant, bien paré, dansait à un bal donné dans une de nos principales maisons. Tout-à-coup la chaleur étouffante de l'appartement et la fatigue le font chanceler, il se trouve mal; aussitôt chacun s'empresse: on le porte dans une chambre bien aérée, on le débarrasse des vêtements qui pouvaient le gêner. O surprise! sous de beaux habits extérieurs, sous un devant de chemise très propre et ajusté par des cordons, on trouve une chemise sale, un corps malpropre! Quelle dure leçon cet événement a dû donner à celui qui, sous les dehors du luxe, cachait la saleté!

Le vêtement qui exige la propreté la plus rigoureuse est la chemise. Pour bien se porter, il faut avoir toujours une chemise et ne pas la garder quand elle est sale. Autant que possible, l'ouvrier évitera les chemises de couleur; la malpropreté s'y remarque moins, et il en résulte que, dans un but d'économie mal entendue, ou par une paresse incompréhensible, on se laisse aller, surtout en hiver, à la garder un, deux ou trois jours de plus qu'on ne l'aurait fait si la chemise eût été de couleur blanche.

Certes, une chemise en linge proprement dit, c'est-à-dire en tissu de chanvre ou de lin, est plus agréable à porter qu'une chemise en coton; mais ce n'est pas à dire qu'il faille se passer de chemise parce qu'on n'a pas le moyen d'en avoir une en fil. Rendons ici, comme nous avons souvent l'occasion de le faire, justice à l'ouvrier, et hâtons-nous d'ajouter que maintenant, dans nos pays, il est bien rare de trouver une personne qui ne porte pas de chemise. Nous ne sommes plus au temps du règne de saint Louis, où la valeur pécuniaire d'un hectolitre de blé égalait celle de deux aunes de toile à chemises, telles qu'on les portait dans les couvents de femmes.

L'application immédiate des étoffes grossières sur la peau, jointe à la malpropreté qui en est l'inévitable conséquence, produit des maladies cutanées ; c'est pourquoi il ne faut pas porter de tricot sous sa chemise. Le médecin, il est vrai, prescrit quelquefois de porter de la laine sur la peau; mais c'est de la flanelle de santé, étoffe douce et fine, dont on doit soigner la propreté.

Enfin, on ne saurait trop répéter, pour les pantalons, les caleçons et les bas, que tous ces vêtements exigent la plus grande propreté. Les pantalons seront brossés à l'intérieur et à l'extérieur, la doublure en sera renouvelée dès qu'elle commencera à se salir ; car sans cela il survient des dartres, des éruptions aux parties qu'elle touche. Les caleçons seront changés aussi souvent que les chemises. Les bas se salissent encore plus vite, s'imprègnent de la sueur qui les rend froids et irrite la plante des pieds.

Les bas ou les chaussettes sont un vêtement indispensable, qui entretient la propreté des pieds, tient chaudes ces extrémités, empêche la production des engelures, des cors, etc., etc.

Pour maintenir les bas, les jarretières doivent être placées au-dessus du genou ; au-dessous, elles ont l'inconvénient d'occasionner des varices (dont nous parlerons ailleurs), surtout si elles sont faites avec une corde ou un lien trop étroit. La même remarque s'applique à la partie inférieure des culottes que portent encore quelques habitants de la campagne, et qui, pour ce motif entr'autres, sont un mauvais vêtement ; elle s'applique aussi aux caleçons que l'on fixe trop fortement, soit au-dessous du genou, soit au-dessus des chevilles des pieds (1).

(1) A ce sujet, nous raconterons l'accident que nous avons observé l'hiver dernier :

Un enfant de deux ans portait de ces petites mitaines qu'un anneau de caoutchouc maintient au poignet. Sa mère, dans la crainte du froid, lui laissa ses mitaines jour et nuit pendant dix jours. Vous me direz : « Elle ne lavait donc jamais les mains

Une trop forte compression du ventre est nuisible aussi, quand elle est exercée soit par une ceinture quelconque, soit, comme on le voit dans certaines professions, par la ceinture du pantalon ; il est bien préférable de porter des bretelles. Les hernies, ou descentes, ou efforts, sont favorisées par la compression du ventre. Les corsets trop serrés et mal faits amènent le même résultat, en même temps qu'ils nuisent, chez la jeune fille, au développement complet des organes intérieurs.

On le voit, les vêtements jouent, par leur composition ou leur forme, un grand rôle sur la santé. C'est assez dire quel danger il y aurait à ne suivre, dans leur choix, que les lois arbitraires de la mode, si souvent ennemie de l'hygiène. Ce n'est pas là, nous le reconnaissons avec plaisir, le défaut des ouvriers. C'est peut-être un peu celui des ouvrières ; mais qu'elles se rassurent : nous ne prohibons pas les corsets. Le corset a l'avantage, quand il est bien fait, de suppléer, en maintenant légèrement le corps, à la faiblesse des muscles, et il soutient les seins, qui, sans ce secours, produiraient, en tombant, des tiraillements douloureux.

Les vêtements doivent ne plus nous occuper sous le rapport de leur confection. La seule remarque que nous ayons à faire à ce sujet, c'est que l'ouvrier des usines ne doit porter que des habits assez serrés et non flottants, à manches étroites, dans la crainte qu'une de leurs parties ne soit prise par les machines, les roues et les engrenages, et ne l'entraîne après.

Mais il nous faut insister sur la négligence avec laquelle les habitants de nos campagnes s'abritent contre les intempéries des saisons. Notre belle contrée ne présente pas de saisons bien tranchées, pendant lesquelles on

---

de son enfant? » Elle lui lavait le bout des doigts qui sortait des mitaines.

Qu'arriva-t-il ? Les mains de l'enfant se gonflèrent par la compression continue qu'exerçait l'anneau élastique. Ce gonflement fut pris pour l'effet du froid ; mais bien plus, l'anneau, qui tendait toujours à revenir sur lui-même et à se rétrécir, irrita tellement la peau du poignet, qu'il y entra en faisant des plaies de la profondeur de 2 ou 3 millimètres dans la moitié environ du pourtour.

Un lien bien large, de laine, de fil ou de coton, se serre à volonté, et ne comprime pas sans cesse et de plus en plus comme ceux de tissu élastique. »

puisse être assuré d'avoir toujours chaud ou d'avoir toujours froid. A chaque instant, du jour à la nuit, d'une heure à l'autre, la température change, surtout au printemps et à l'automne. Aussi devrait-on être toujours couvert plutôt plus que moins. Prenons pour exemple nos marins, qui, en été comme en hiver, sont toujours habillés de vêtements en laine et de nombreux habits. Ils en quittent un ou deux, dès qu'il fait chaud, tout prêts à les remettre si l'air vient à se refroidir. Les habitants de nos campagnes ne sont pas aussi prudents : la toile et rarement le drap leur font un pantalon léger, qui les expose à toutes les conséquences du refroidissement. Nous blâmons cette habitude et nous recommandons un habillement plus fort.

La chaussure la plus économique, la plus saine et la plus facile à tenir propre, est, sans contredit, les sabots, si, toutefois, l'on observe de porter des chaussons solides par dessus les bas. Toute chaussure doit être assez ample pour ne pas blesser les pieds (cors, durillons, etc.). Bien plus, l'homme qui est obligé de faire une longue route doit avoir des souliers dont la semelle ne soit pas trop mince ; une semelle épaisse empêche de sentir le sol et fatigue bien moins.

La chaussure doit être douce, car toute écorchure au pied peut amener un engorgement, et quelquefois un abcès des ganglions du pli de l'aine. Souvent des enfants qui étrennent des souliers mal faits, achetés sans qu'ils aient été confectionnés pour eux, ont, au bout du premier jour, surtout aux talons, des vésicules qu'on appelle vulgairement cloches et qui laissent, en se crevant, la peau à nu pendant une huitaine de jours.

Marcher sans chaussures est le comble de la saleté et de l'imprudence.

Enfin, relativement à la coiffure, nous n'avons qu'un conseil à donner aux ouvriers de la ville et de la campagne qui travaillent en plein air : un chapeau de paille à larges bords, quand le soleil brille, préserve les yeux du grand éclat de la lumière et la figure des coups de soleil ; il n'est pas moins utile quand il pleut ou quand il neige.

Le bonnet de coton ou de laine est très avantageux pour couvrir la tête de l'ouvrier qui n'a pas beaucoup de cheveux, et qui ne peut supporter les frais d'un faux toupet ; mais il est nuisible à celui qui a encore une chevelure épaisse : il tient, en effet, la tête trop chaude, il excite la transpiration excessive et favorise ainsi la chute prématurée des cheveux. Que celui qui n'est pas chauve porte donc un bonnet très léger qui le mette seulement à l'abri. En tout cas, quel que soit le tissu, il faut une grande propreté et laver souvent ces bonnets, sans quoi ils deviennent gras et hideux.

Nous blâmons aussi le trop peu de coquetterie de quelques femmes, qui se coiffent de l'horrible bonnet de coton. Le reproche que nous faisions tout-à-l'heure au bonnet de coton, de trop échauffer la tête et de faire tomber les cheveux quand ils sont nombreux, s'applique bien plus encore à la femme qui porte la chevelure longue. Aussi, au lieu de s'ensevelir sous un bonnet de coton, doit-elle porter un bonnet en toile ou en tulle. La mode, plus forte que toute l'hygiène et tous les hygiénistes, fait disparaître chaque jour les grands bonnets de nos Cauchoises. C'est un avantage pour faire valoir la chevelure, et, de plus, c'est un pas fait dans la voie de l'hygiène ; car, sous ces grands bonnets, il y avait un serre-tête très serré, qui maintenait une chaleur très forte à la tête et faisait tomber les cheveux par poignées.

Le vêtement de l'enfant offre quelque chose de particulier dans les six premiers mois de son existence. Pendant tout ce temps, on l'enveloppe dans des langes moelleux, exempts de coutures, laissant les bras au dehors et le haut du corps couvert d'une petite camisole dite brassière ; les jambes sont assez peu serrées par les langes pour qu'elles restent à moitié fléchies et qu'elles puissent exécuter certains mouvements. On changera fréquemment les premiers linges pour tenir le corps de l'enfant propre et sans humidité. Des poudres, telles que celle de lycopode, doivent être répandues dans les plis de la peau qui présentent de la rougeur.

La coiffure des nouveau-nés a besoin d'être légère et, dès l'âge de six mois, on doit accoutumer l'enfant à être tête nue dans les appartements. Quand il commencera à marcher, un bourrelet lui préservera le front, s'il fait une chute. C'est avec raison que, dans les écoles, on exige que les enfants restent tête nue quand la température n'est pas rigoureuse. On perd de jour en jour la mauvaise habitude de couvrir de nombreux bonnets la tête des enfants, ce qui excitait la sueur très abondante de la peau et produisait une énorme quantité de ce qu'on appelle le chapelet ; mais aujourd'hui encore on ne veut pas abandonner cette funeste coutume de serrer, par des bandeaux , la tête de ces petits êtres comme dans un étau !

DES HABITATIONS.

Que de temps il faut à l'homme pour le civiliser touchant les choses les plus simples et de nécessité première ! Après tant de milliers d'années d'existence, il n'en est pas encore venu à se construire des habitations saines ! Il n'a pas compris en tout pays que la porte sous laquelle il passe doit être plus élevée que sa taille, sa fenêtre assez large pour lui donner du jour.
(TRÉLAT. — *Deux mois en Picardie*. 1840.)

C'est surtout aux ouvriers des campagnes que nous adresserons des conseils au sujet de leurs habitations. La municipalité des villes veille à la propreté des rues ; elle force les citoyens de s'en occuper, et alors le même instant sert à nettoyer aussi l'allée ou la cour du logement. Mais dans les campagnes, les ouvriers, habitant sur des chemins, dans des masures où la vigilance administrative ne met pas l'œil, négligent beaucoup de précautions de salubrité très importantes.

Les paysans et ouvriers des campagnes ont l'habitude de jeter tous les immondices devant leurs portes ou sous leurs fenêtres, laissant à la terre ou au soleil le soin d'absorber ou d'évaporer les eaux croupissantes et sales qui dégagent tant de vapeurs nuisibles. Ces vapeurs, respirées par les habitants, engendrent ces affreuses fièvres typhoïdes, plus nombreuses maintenant à la campagne qu'à la ville.

N'est-il pas honteux de voir des habitants de la campagne, qui ne sont pas d'une pauvreté bien grande, laisser pourrir au seuil de leurs maisons la paille, les débris des végétaux de toute espèce, les eaux de cuisine, les urines, etc., afin que ces substances amoncelées soient foulées par les pieds de ceux qui entreront, et qu'ainsi le fumier pour leurs jardins se fasse plus vite ?

Que tout le monde sache bien que cette pratique, ainsi que le séjour de toute matière en putréfaction autour d'une habitation, sont la cause de maladies putrides (fièvres typhoïdes, etc.), et, dès-lors, on fera quelques pas de plus pour porter sur les terres que l'on voudra fumer et pour enfouir dans des trous les débris ou immondices qui pourraient dégager des émanations malsaines.

L'habitation de l'ouvrier ne doit pas être humide, car les effets funestes de l'humidité sont très avérés. Elle dispose notamment aux maladies des yeux et aux affections de poitrine. Si le froid surtout se joint à l'humidité, les habitants deviennent poitrinaires.

On cite des familles entières qui ont été enlevées ainsi par la mort en très peu de temps. Arrivant vigoureuses et florissantes de la campagne, elles choisissaient dans les villes ces quartiers malsains, humides, froids, où l'air et la lumière circulent mal. D'abord on voyait les enfants devenir bouffis, pâles, avoir des glandes, des scrofules, et mourir poitrinaires. La mère succombait de la même manière, et le père succombait le dernier, parce que ses travaux, en le forçant de sortir plus souvent de son logement, avaient retardé les progrès du mal.

Le moyen de résister en partie aux dangers incontestables d'une habitation froide et humide est une nourriture forte et abondante, avec l'usage modéré de quelques excitants, tels que le vin et le café. Mais, en vérité, n'est-il pas plus économique et plus rationnel de fuir ces quartiers où l'humidité se joint à l'absence de lumière ?

Les maisons du quartier Martainville, par exemple, ont des siècles de durée ; bâties sur un terrain arraché aux marais, elles offrent de petites pièces, des étages peu élevés ; les portes et fenêtres sont étroites ; les allées, sombres, sont encrassées d'une terre fétide apportée par les pieds. Celles-là sont malsaines au premier chef. Mais dans les quartiers plus salubres, on crée imprudemment dans certaines habitations des causes d'humidité, telles que le séchage du linge dans les appartements, des lavages trop répétés du carreau, etc.

L'encombrement des personnes en grand nombre dans une chambre étroite est la cause de fièvres de la plus mauvaise nature. Ces maladies frapperaient aussi un individu qui serait seul dans un cabinet très étroit où l'air ne pourrait librement circuler.

Rousseau a dit : « L'haleine de l'homme est mortelle pour l'homme. »

Il faut, en conséquence, autant que possible, coucher en petit nombre dans une chambre, quand elle est étroite, ou sinon laisser jour et nuit l'air arriver par un ou plusieurs carreaux restés ouverts, selon les besoins de la ventilation, de manière toutefois à ce que des courants d'air ne puissent frapper un des habitants de l'appartement.

Toutes les fenêtres resteront ouvertes pendant le jour tout entier.

On lit dans l'ouvrage de Pringle, célèbre médecin du milieu du siècle dernier :

« Le lord Bacon fait l'observation suivante : « Une per-
» nicieuse infection après la peste, c'est l'odeur de la
» prison, lorsque les prisonniers ont été détenus et
» serrés longtemps d'une manière malpropre, et nous en
» avons eu deux ou trois fois l'expérience de notre
» temps. Les juges et un grand nombre d'autres per-
» sonnes qui se trouvèrent aux séances tombèrent
» malades et en moururent ; il serait de la prudence de
» donner de l'air à la prison avant que d'amener les
» prisonniers devant les juges. »

De nos jours, les prisons sont saines et bien aérées. Il ne faut donc pas que ce soit dans l'intérieur des familles d'honnêtes gens qu'on observe les tristes effets de l'encombrement des personnes et de la viciation de l'air, faute de ventilation.

Pringle ajoute :

« Nous avons un exemple malheureux de cette infection, qui est si récent, que je n'en parlerais point ici, si ce n'était pour en informer ceux qui sont éloignés du lieu de la scène ou pour l'apprendre à la postérité. — Le 11 mai 1750, les sessions commencèrent à Old-Bailey et continuèrent pendant quelques jours. Il s'y jugea beaucoup de criminels, et il s'y trouva un plus grand nombre de personnes qu'à l'ordinaire. La salle n'a pas plus de 30 pieds en carré. On ne sait si l'on doit attribuer la corruption de l'air à quelques prisonniers alors infectés de la maladie de prison, ou à la malpropreté ordinaire à ces sortes de gens ; mais il est probable que ces deux causes y concoururent. On peut aisément s'imaginer jusqu'à quel point l'air dut être vicié par les vapeurs putrides du bail-dock et celles de deux chambres qui donnaient dans la salle des juges, et où les prisonniers furent resserrés pendant tout le jour jusqu'à ce qu'on les en fît sortir pour être jugés (1). Il parut, par la suite, que ces chambres n'avaient pas été nettoyées depuis quelques années. La putréfaction était encore augmentée par l'air chaud et renfermé de la salle et par la transpiration d'un grand nombre de personnes de toute espèce, renfermées pendant la plus grande partie du jour sans respirer un air libre et sans recevoir aucun rafraîchissement. Ce tribunal était composé de six personnes, dont quatre moururent. Deux ou trois avocats y périrent, aussi bien qu'un des sous-shériffs, plusieurs jurés pour la province de Middlesex et quelques autres personnes qui s'y trouvaient présentes; de sorte que le total monta à plus de quarante personnes, sans cependant y comprendre ceux d'un rang inférieur, dont on n'apprit point la mort, ni ceux qui ne tombèrent pas malades dans la quinzaine après les sessions. »

Les habitations des ouvriers des campagnes devront être éloignées des marais, non pas que leurs émanations rendent scrofuleux: c'est le défaut d'air et de lumière, c'est la mauvaise nourriture, l'absence de viande de boucherie, qui amènent les scrofules; mais les marais donnent des fièvres d'accès, ce qu'on appelle vulgairement les fièvres.

Les marais ne sont pas seulement les terres qui ont été baignées par l'eau de la rivière et qui viennent à se dessécher quand elle se retire, ce sont aussi tous les endroits que l'on a creusés, soit pour extraire de la terre à briques, soit pour toute autre cause, et qui sont tantôt couverts d'eau, tantôt desséchés, suivant l'état du ciel. Ces trous seront donc comblés avec soin et livrés à la culture, sans quoi des fièvres d'accès se déclareraient bientôt dans le voisinage.

---

(1) Note de Pringle: « J'ai appris qu'à ces sessions il y eut environ cent personnes de jugées. On les garda dans ces chambres étroites tant que la cour se tint. Chacune de ces chambres n'avait pas plus de 14 pieds de long sur 11 de large et 7 pieds de haut. Le bail-dock est aussi une petite chambre construite dans un des coins de la salle et ouverte par en haut. Pendant le jugement, on y mit quelques-uns des malfaiteurs qui avaient été pareillement resserrés très étroitement. »

L'écurie et l'étable sont trop souvent contiguës à l'habitation ; elles doivent en être séparées, et être placées de telle sorte que les émanations ne soient pas apportées par les vents d'ouest vers la maison ; elles seront donc convenablement situées, soit au nord, soit à l'est. En tout cas, quelle que soit leur situation, il ne faut laisser séjourner ni longtemps ni en grande quantité les fumiers. Dans les fermes bien tenues, l'urine coule devant l'écurie par des rigoles maçonnées qui aboutissent dans une mare spéciale, sans quoi la terre, imbibée profondément d'urine, deviendrait un foyer d'infection nuisible à la santé des habitants. A défaut de maçonnerie, on pourrait renouveler la couche de terre qui est devant l'écurie ou l'étable, et la remplacer par une autre couche de terre sèche que l'on foulerait fortement.

L'homme ne vit pas seulement de pain, il vit d'air ; dans les campagnes comme dans les villes, l'ouvrier évitera de prendre des appartements dont les plafonds sont excessivement bas, ou des appartements obscurs dont il suffirait quelquefois de blanchir les parois à la chaux. Quoi de plus funeste qu'une habitation qui présente, comme celle des tisserands et des portiers, des fenêtres trop étroites pour permettre à l'air de circuler et à la lumière de revivifier l'organisme ? Dans les campagnes, on supplée à l'absence de fenêtres larges et l'on obvie à l'obscurité qui en résulte en pratiquant entre les solives des ouvertures que l'on ferme par des vitres fixes. Il faudrait au moins faire que ces vitres puissent s'ouvrir ; mais il serait bien plus économique et bien plus hygiénique de faire une seule et large croisée. Ne sait-on pas l'influence de la lumière sur les végétaux ? Les ouvriers mineurs sont remarquables par leur pâleur et leur maigreur ; l'absence de lumière longtemps prolongée amène les scrofules, le rachitisme, les maladies de poitrine et le scorbut.

Le sol devra être carrelé ou bien être couvert d'une couche solide d'argile bien pétrie avec de la paille ; mais il ne faudra pas y laisser tomber ni surtout séjourner d'eaux grasses, puisqu'on ne pourrait les enlever. Un lavoir bien carrelé conduira les eaux ménagères au dehors.

Dans les quartiers populeux des grandes villes, où les maisons renferment plusieurs locataires, on rencontre un genre de malpropreté inconnu à la campagne : c'est la malpropreté des escaliers, que chacun laisse s'accroître sous prétexte qu'il n'est pas seul à les salir. Aussi l'on sait que chaque marche est rendue irrégulière par de petits monticules d'une boue plus ou moins dure, contenant toutes sortes de détritus et toujours très puante. Ces maisons renferment une mauvaise odeur qui se répand dans les appartements, quelque bien tenus qu'ils puissent être d'ailleurs.

Que les ouvriers ne laissent pas séjourner dans leur logement les animaux, dont les excréments viennent ajouter une cause de plus d'insalubrité. Les poules, les pigeons, les lapins, etc., etc., répandent des odeurs malsaines et rendent l'air impur.

Un médecin de Lille raconte : « Je fus appelé un jour pour donner des soins à la femme d'un pauvre ouvrier qui habitait, à l'extrémité d'une ville voisine, un quartier assez élevé et bien aéré. Cette femme, accouchée depuis quelques jours, était atteinte d'une métropéritonite qui avait succédé d'assez près au travail de l'accouchement. En entrant dans cette maison, je fus frappé de l'odeur infecte qu'on y respirait. Cette odeur, littéralement suffocante et insupportable, semblait être celle du fumier le plus fétide : elle entourait plus particulièrement le lit de la malade, et se trouvait aussi répandue dans tout l'appartement, malgré l'air extérieur dont la porte entr'ouverte permettait l'accès. Pendant tout mon séjour près de cette femme, il me fut impossible de retirer de la bouche et du nez le mouchoir dont je m'étais garanti.

» Cependant les habitants de la maison, pas plus que la malade, ne semblaient s'apercevoir de l'incommodité du miasme ; je soupçonnai la cause de cette infection et finis par apprendre qu'une cachette, située sous le lit, donnait asile à de nombreux lapins.

» Pour quiconque connait les funestes effets déterminés par l'action des miasmes putrides sur les femmes récemment accouchées, le développement d'une péritonite puerpérale dans ces conditions données est un fait qui n'étonnera aucunement, et tout médecin verra ici une succession rationnelle de la cause à l'effet. »

Il y a danger également à laisser dans les appartements pendant la nuit des fleurs ou des arbustes, et surtout ceux qui portent une forte odeur : on s'exposerait ainsi à des maux de tête très violents. D'ailleurs, il est bien entendu que les fleurs qui commencent à se faner sont encore plus nuisibles parce que la tige est en putréfaction.

Enfin, nous sommes obligés de parler de la propreté d'un endroit qui mérite peut-être plus de soins que tous les autres, parce que, négligé, il est un foyer de vapeurs très nuisibles à la santé : les latrines, en un mot, sont, il faut l'avouer, d'une malpropreté très funeste chez la plupart des ouvriers. C'est à peine si, de loin en loin, on daigne y verser quelques seaux d'une eau claire, et à chaque instant on y jette des eaux de savon, des débris de repas, etc., etc. Dès-lors, il se dégage de ces lieux mal entretenus des vapeurs piquantes qui donnent des maux d'yeux, empoisonnent ceux qui les respirent au point, quelquefois, de les rendre malades. L'eau est le seul moyen de propreté.

En augmentant son bien-être, qu'il peut obtenir avec moins de peine et à moins de frais qu'à la ville, l'ouvrier des campagnes ne sera pas exposé à voir son fils le quitter pour les séduisants attraits de la grande ville, qui cachent taut de malheurs et tant de regrets.

A la ville, n'est-il pas naturel d'attacher tous ses soins à la salubrité et à la parure des habitations, quand on considère que, presque toujours, si le mari est allé au dehors pour travailler, la femme et les enfants restent toute la journée au foyer domestique ?

Éclairage.

Quand on n'est pas occupé le soir à un travail assidu, le mode d'éclairage est indifférent ; dans le cas contraire, l'éclairage le meilleur est celui de la lampe, et, les premiers frais une fois payés, c'est le plus économique. Il a l'avantage, sur la chandelle, d'éclairer plus également, de ne pas donner une lumière sans cesse vacillante qui fatigue la vue ; enfin, de ne pas fournir autant de fumée et autant d'odeur. Ainsi, pour la vue comme pour la respiration, nous préférons la lampe. Un abat-jour bien fait, de couleur verdâtre ou azurée, pour modérer l'éclat trop vif de la lumière blanche, l'attention de placer la lampe au-dessus de soi, sont deux bonnes précautions pour conserver la vue. Les globes de verre remplis d'eau, destinés à réunir en un point la lumière, sont très nuisibles.

Le mode d'éclairage au gaz devient si commun maintenant, que nous dirons un mot des précautions qu'il réclame au point de vue de l'hygiène. Avec du soin, on ne sentira plus les ateliers empestés par l'odeur du gaz, comme cela arrive si souvent.

L'odeur du gaz qui se répand dans les appartements vient quelquefois de ce que l'on ouvre trop largement le robinet, et qu'il en passe par le bec plus qu'il ne peut y en être brûlé. On maintiendra donc la flamme à une hauteur modérée.

Si l'aération n'était nécessaire dans tous les cas, elle le serait dans les habitations éclairées au gaz, lors même qu'aucune flamme n'est allumée, parce que, malgré toutes les précautions, il s'en échappe plus ou moins.

Pour allumer, tous les petits robinets étant exactement fermés, on ouvre le robinet principal, puis on présente la flamme à chaque bec en même temps qu'on ouvre le petit robinet de ce bec : de cette façon, on ne perd pas de gaz non brûlé.

Pour éteindre, on ferme d'abord le robinet principal, et successivement le robinet de chaque bec. Si l'on faisait le contraire, le robinet principal donnant toujours la même quantité de gaz, il s'en échapperait une grande quantité qui ne pourrait être brûlée par les becs qui resteraient les derniers allumés.

Les fuites de gaz peuvent produire des asphyxies ou un mélange détonant ; il ne faut pas les rechercher au moyen du feu ou d'une flamme. Si, par malheur, une fuite s'enflammait, on étoufferait la flamme qu'elle donnerait en appliquant sur le trou du conduit un linge mouillé.

Chauffage.

Il est à peu près indifférent pour la santé de se servir de poêles ou de cheminées ; nous blâmerons seulement de toutes nos forces la manière dont se chauffent certains ouvriers pauvres ou certains habitants des campagnes : ils se servent de réchauds remplis de braise ardente, qu'ils placent au milieu de l'appartement, et s'exposent ainsi à tomber asphyxiés par la vapeur de la braise ; car c'est un préjugé de croire que le charbon franc peut seul asphyxier, et que la braise est innocente. Dans tous les endroits, cuisines ou autres lieux où l'on est forcé de brûler du charbon pour la cuisson des aliments, il faut toujours tenir la porte ou la fenêtre ouverte. C'est aussi une pernicieuse habitude de fermer la clef du poêle pour conserver la chaleur, dit-on, quand il ne reste plus que du charbon. De cette manière, on peut amener un suicide involontaire par le refoulement des vapeurs du brasier.

On lit dans un journal (le 25 février 1852) :

« Voici un *nouvel* exemple du danger de fermer la clef d'un poêle dont le feu n'est pas complétement éteint. Les époux Beaumann, ouvriers, occupant une pièce au rez-de-chaussée de la maison rue de la Roquette, n° 161, s'étaient couchés, *hier soir*, après avoir rempli leur poêle de charbon et en avoir tourné la clef, pensant que c'était un excellent moyen de concentrer la chaleur dans leur logement. Le matin, les voisins, ne les voyant pas paraître comme de coutume, conçurent des inquiétudes, qui bientôt prirent un caractère plus grave, sur la déclaration d'un ouvrier graveur assurant avoir entendu des gémissements partir de l'intérieur de la chambre.

» Un douloureux spectacle s'offrit bientôt alors aux regards des voisins : Beaumann était étendu sur son lit, ne donnant plus aucun signe de vie, et sa femme, également privée de sentiment, gisait sur le carreau, toute meurtrie de chutes qu'elle avait faites en essayant de gagner la porte. Transportés à l'hôpital le plus proche, ces deux infortunés y ont reçu les secours que réclamait leur position. La femme Beaumann est, en ce moment, hors de danger; quant à son mari, chez lequel l'asphyxie était beaucoup plus avancée, on désespère de le sauver. »

Dans les campagnes, les cheminées sont presque toujours d'une construction négligée, de grandeur démesurée et offrant l'inconvénient de répandre beaucoup de fumée, qui salit tout et rend l'air nuisible aux organes de la vue et de la respiration.

Les chaufferettes, gueux ou pots à couver, produisent des vergetures aux cuisses, des varices, etc. Les femmes doivent modérer beaucoup l'activité du feu, et surtout ne jamais se servir de pots contenant de la braise sans la chaufferette, parce que les dangers auxquels nous venons de faire allusion arriveraient bien plus vite, et qu'il est assez fréquent chez elles de voir par cette cause les vêtements prendre en feu.

DE LA TEMPÉRANCE.

La Mort, reine du monde, assembla, certain jour,
Dans les enfers toute sa cour;
Elle voulait choisir un bon premier ministre,
Qui rendît ses Etats encor plus florissants.
Pour remplir cet emploi sinistre,
Du fond du noir Tartare avancent à pas lents
La fièvre, la goutte et la guerre.
C'étaient trois sujets excellents.
Tout l'enfer et toute la terre
Rendaient justice à leurs talents.
La Mort leur fait accueil. La peste vint ensuite:
On ne pouvait nier qu'elle n'eût du mérite;
Nul n'osait lui rien disputer.
....
....
....
Mais les vices étant venus,
Dès ce moment la Mort n'hésita plus:
Elle choisit l'intempérance.

(FLORIAN.)

Le fabuliste s'est contenté d'énoncer un principe bien vrai; le médecin peut ajouter quelques reflexions pratiques. L'abus des boissons et des plaisirs présente les plus tristes conséquences; sans doute aussi, les excès dans l'usage des aliments et dans le travail méritent un blâme sérieux. Mais il y a, pour ces deux choses, des bornes que la nature a fixées: pour les aliments, le moment où l'estomac n'accepte rien sans répugnance, la satiété; pour le travail, la fatigue qui empêche de le continuer. Il est très dangereux de se laisser entraîner jusqu'à ce point; mais encore le péril est plus grand pour les boissons et les plaisirs, dont l'abus ne se manifeste qu'après la production d'immenses désordres dans l'économie, et amène des résultats terribles qui ne se peuvent guérir (paralysie, convulsions, apoplexie, tremblement alcoolique, épilepsie, etc.).

Nous nous sommes, jusqu'à présent, abstenus de toute explication médicale ; nous savions, en effet, que la plupart de nos lecteurs ne les auraient comprises qu'imparfaitement. En commençant ce chapitre, nous éprouvons pour la première fois le regret de ne pouvoir présenter les effets que la médecine assigne aux boissons alcooliques prises avec excès, pour persuader ceux qui s'abandonnent à la passion des buveurs ; toutefois, tout le monde peut comprendre et savoir que l'abus des boissons alcooliques diminue l'appétit, émousse le sens du goût, irrite, enflamme l'estomac et les intestins, peut à la longue amener des maladies incurables de ces organes et du foie. Presque toutes les parties du corps subissent l'influence du poison : la figure bourgeonne, les paupières sont ordinairement rouges, le regard est terne et émoussé ; mais bien plus, la gravelle est souvent une des terribles conséquences de l'abus de l'eau-de-vie. — Bien des buveurs conservent un tremblement de mains qui semble perpétuer la mémoire de leur habitude invétérée. Enfin, des maladies du cœur longues et douloureuses les conduisent au tombeau.

Dès les premiers temps que la passion des boissons alcooliques existe, le plus bel attribut de l'homme, l'intelligence, s'altère sensiblement, et la perversion des facultés intellectuelles peut aller jusqu'à la folie, ou bien encore amener le dégoût de la vie (1).

Chaque ivresse entraîne après elle un malaise qui fait payer cher le lendemain les plaisirs de la veille, et heureux l'homme qui, après avoir abdiqué volontairement et momentanément sa raison, n'apprend pas à son réveil qu'il s'est livré pendant l'orgie à des actes de désordre, quelquefois à des crimes qui couvrent une famille de deuil et de déshonneur (2) !

(1) En 1829, on a constaté à Londres seulement deux cents suicides causés par l'ivrognerie ; si à ces morts volontaires on joignait les décès produits par accidents arrivés en état d'ivresse, on verrait que plus des trois quarts des morts violentes, volontaires ou accidentelles, sont les conséquences de l'intempérance dans les boissons.

(2) On montre, preuve en mains, l'ivrognerie comme l'unique cause des trois quarts des attentats contre les personnes, du quart de ceux contre les propriétés, des quatre cinquièmes des délits, et des sept huitièmes des crimes.

Le 30 août 1536, François Ier publia un édit sur le fait de la

L'abus du vin conduit aux plus funestes imprudences : tantôt on s'amuse, après une orgie, à briser les verres avec les dents ; les plus braves, ou plutôt les plus ivres, avalent les fragments. Le célèbre médecin Fabrice de Hilden a donné des soins à des gardes du roi qui s'étaient donné ce divertissement, et périrent tous peu de temps après. Tantôt le buveur attardé et regagnant avec peine son logis se jette, en tournant une rue, sous la roue d'une voiture ; tantôt l'ivrogne s'endort sur le bord d'un chemin par un froid de janvier, et meurt gelé, ou bien il incendie son lit et meurt brûlé. D'autres fois, et voilà la sûreté d'autrui qui commence à être compromise, il trouve très plaisant de jeter de sa fenêtre sur les passants des corps volumineux et lourds, comme il ferait d'une coquille de noix. — Si c'est un postillon, il versera sa voiture, il écrasera quelqu'un, heureux s'il ne tue que son cheval (1).

Ce que nous venons de dire s'applique surtout à l'abus de l'eau-de-vie ; mais le vin, pris avec excès, amène infailliblement les mêmes résultats ; enfin, la bière, boisson alcoolique à un moindre degré, laisse après elle de graves désordres chez ceux qui ne craignent point d'en boire jusqu'à l'ivresse.

Traiter d'une manière complète la question de tempérance dans l s plaisirs, ce serait aborder bien des sujets sur lesquels le silence nous paraît préférable ; aussi nous

---

justice dans le duché de Bretagne. L'article 1er du chapitre III mérite d'être rapporté :

« Et pour obvier aux oisivetés, blasphèmes, homicides et autres inconvénients qui arrivent d'ébriété, est ordonné que *quiconque sera trouvé ivre* soit incontinent constitué et détenu prisonnier au pain et à l'eau, pour la première fois ; et si secondement, il est pris, sera, outre ce que devant, battu de verges au défaut, dans la prison, et la tierce fois, sera fustigé publiquement ; et s'il est incorrigible, sera puni d'amputation d'oreille, et d'infamie et bannissement de sa personne, et il est par exprès recommandé aux juges, chacun en son territoire et district, d'y regarder diligemment ; et s'il advient que par ébriété ou chaleur de vin, lesdits ivrognes commettent aucun mauvais cas, *ne leur sera pour cette occasion pardonné*, mais seront punis de la peine due au délit et davantage pour ladite ébriété, à l'arbitrage du juge. »

(1) Sur 45,609 morts accidentelles constatées en France dans l'espace de sept années, de 1835 à 1841, 10,622 n'ont pu être attribuées qu'à l'ivrognerie.

bornerons-nous aux quelques considérations suivantes :

Parmi les plaisirs, les uns, lorsqu'ils sont poussés trop loin, altèrent l'intelligence et le moral ; les autres, au contraire, agissent d'une manière directe et nuisible sur la santé physique ; il en est qui sont des vices, et que, par conséquent, il faut étouffer de toutes ses forces ; il en est d'autres qu'il faut modérer.

Du Tabac.

Nous nous élevons d'une manière absolue contre l'usage de priser. Si cette habitude, entachée de malpropreté, est agréable pendant les premiers temps, le sens de l'odorat se trouve bientôt tellement émoussé, que le plaisir diminue de plus en plus, tandis que, d'un autre côté, le nez et les lèvres deviennent le siége de rougeurs, de dartres très douloureuses et d'un aspect repoussant. A tout cela vient se joindre une très mauvaise odeur, qui ne le cède qu'à celle exhalée par l'homme qui a fumé la pipe toute la journée.

Le plaisir de chiquer du tabac, qui devient à la fin un malheureux besoin, émousse le sens du goût et épuise inutilement la salive, qui servirait si bien à la digestion. Cette salive, si elle est avalée en grande quantité, peut produire de graves accidents d'empoisonnement. Enfin, la seule manière d'user du tabac que la mode autorise, et dont l'habitude a aussi fait un besoin très dispendieux pour bien des gens, c'est de le fumer ; l'hygiène condamne cet usage. En effet, la pipe et le cigare occasionnent chez le novice une salivation abondante et tous les phénomènes de l'ivresse avec indigestion. Lors même qu'on y est habitué, la salive, imprégnée du suc du tabac, est nuisible à l'estomac, et chez ceux qui crachent beaucoup, la déperdition de salive peut aller jusqu'à rendre la digestion imparfaite et donner des aigreurs.

La fumée de tabac, mélangée à l'air que l'on respire, constitue une atmosphère malsaine, dont le type est celle des estaminets. Nous n'en voulons d'autres preuves que les crachats noirâtres qu'expectorent chaque matin, après une toux fatigante de quelques minutes, les fumeurs de profession. Aussi, c'est surtout à ceux qui toussent habituellement qu'il convient de s'abstenir de fumer.

Le cigare, qui malheureusement est trop coûteux, est

de beaucoup préférable à la pipe. En effet, le tuyau de la pipe marque sa place sur les dents ; les pipes dites brûle-gueule, en particulier, fendillent les dents par la chaleur du tuyau, irritent la langue et souvent occasionnent le cancer des lèvres. Enfin, la pipe donne un suc très âcre que ne donne pas le cigare.

DES ALIMENTS ET DES BOISSONS.

—

Des Aliments.

Nous n'entrerons pas dans la description minutieuse des propriétés des aliments ; nous nous contenterons de classer les groupes principaux, et nous dirons que les viandes grillées ou rôties, les viandes bouillies, le poisson, les œufs, les légumes frais, les légumes secs, sont ainsi énoncés dans l'ordre de leur valeur nutritive et réparatrice.

Les ouvriers dont les travaux sont pénibles devront user de la viande rôtie ou grillée, seule ou accompagnée de légumes frais. Les légumes secs, les pommes de terre, haricots, lentilles, sont des mets qui nourrissent bien, mais ne donnent pas au corps cette vigueur, cette force nécessaires aux durs labeurs. Les œufs sont d'excellents aliments ; malheureusement, leur prix élevé fait qu'on n'en mange pas assez ; mais, au moins, on peut en faire une partie du repas.

La soupe grasse, faite avec du bœuf, aromatisée par des légumes, est, de toutes, certainement la plus nourrissante. La soupe aux légumes vient après ; elle forme avec avantage un des aliments du matin les plus communs chez les ouvriers de nos campagnes.

Si nous n'avions été frappés par la lecture des deux anecdotes suivantes, nous aurions négligé de dire qu'il faut écarter des aliments les substances qui se refusent à la digestion :

« Un paysan mangea avec beaucoup d'avidité une grande quantité de cerises avec leurs noyaux. Cet homme tomba dans une si grande constipation, qu'on ne put, par aucun moyen, lui procurer la liberté du ventre. L'art ne pouvant lui donner de secours, ces noyaux s'ouvrirent eux-mêmes dans l'aine droite un passage à travers les membranes des intestins et les téguments du ventre; ils sortirent avec impétuosité, et l'ouverture qui leur avait donné issue se ferma naturellement, sans être pansée par aucun chirurgien.

» Une femme avala une assez grande quantité de noyaux de prunes; ces corps étrangers, tant par leur volume que par leur forme aiguë, causèrent des accidents très considérables. La malade eut des coliques violentes, suivies d'une longue constipation; enfin, ils produisirent une tumeur très grosse à la région ombilicale. Cette tumeur vint à suppuration; elle s'ouvrit et les noyaux sortirent. » (*Transactions philosophiques de la Société Royale de Londres*).

Un aliment nourrissant l'est pour tout le monde; un aliment indigeste ne l'est pas pour tous. L'habitude crée, sous le rapport de l'alimentation, un nombre infini de différences individuelles; elle fait à chacun son régime.

Cependant la charcuterie est, en général, un mauvais aliment, à deux titres: elle nourrit moins, sous un même volume, que la viande fraîche de boucherie, et elle est plus difficile à digérer.

On conserve les viandes de trois manières: 1° en les soumettant à l'action de la fumée (jambon); 2° en les salant (petit-salé); 3° en les faisant tremper dans du vinaigre ou de l'huile (sardines). Les chairs ainsi conservées sont sinon insalubres, du moins dépourvues d'une grande quantité de leurs qualités, et c'est en partie à ces préparations que les marins sont redevables du scorbut, et non pas à l'eau salée. Il faut en user avec le plus grand ménagement. Les chairs de porc, déjà indigestes et irritantes par elles-mêmes, acquièrent, par ces sortes d'apprêts, de nouvelles qualités malfaisantes. La charcuterie proprement dite est mauvaise, parce qu'elle contient beaucoup de porc, et de porc conservé. Elle est moins nourrissante que la viande de boucherie, parce qu'elle est un mélange de viande et de pain; enfin, une des raisons secondaires pour lesquelles la charcuterie est un mauvais aliment, c'est que les mets froids se digèrent moins bien que les mets chauds; aussi ne doit-elle entrer dans l'alimentation que comme une exception, et non comme la base habituelle des repas.

Les ouvriers chez nous, en général, ne mangent pas assez de viande. Les ouvriers anglais du chemin de fer de Paris à Rouen l'emportaient sur nos courageux travailleurs par la vigueur et la durée de leurs forces : c'est qu'ils usaient avec abondance de viandes rôties. Il a suffi d'un conseil éclairé pour permettre aux ouvriers français de soutenir la concurrence.

Les salaires insuffisants empêchent, nous dira-t-on, d'acheter de la viande de boucherie. En effet, c'est une des causes que beaucoup ne peuvent dominer qu'à force d'ordre et d'économie ; malheureusement, on *fête* le dimanche et le lundi par des excès, et on répartit mal les dépenses. Qu'arrive-t-il? C'est que l'on cherche dans l'excitation que donne l'eau-de-vie des forces pour le travail qui ne sont que passagères ; bientôt, quand cette excitation artificielle est passée, les forces tombent tout-à-coup, et, pour les relever, il faut boire une dose plus forte de cette eau-de-vie, que les sauvages appelaient *liqueur de feu*. De là, l'habitude des excès et de l'ivrognerie avec son sale aspect et ses hideuses conséquences. C'est avec peine que nous disons que, dans le département de la Seine-Inférieure, où le bon vin est trop cher et rare, l'abus de l'eau-de-vie est porté peut-être à un plus haut degré que dans tout autre département. On ne fait pas attention que le vrai soutien des forces consiste dans une nourriture substantielle et abondante.

Des Boissons.

Pendant la durée du repas, le cidre, quand il est coupé convenablement (un tiers, la moitié d'eau), est la boisson de l'ouvrier ; elle est peu coûteuse et elle est bonne.

Si nous nous sommes élevés avec force contre l'abus des alcooliques, nous admettons l'usage. C'est la tempérance qu'il faut recommander, et non pas l'abstinence absolue. Le vin ou l'eau-de-vie, en petite quantité après le repas, stimulent avantageusement les fonctions.

La demi-tasse de café ne doit être prise qu'après de grands repas. C'est alors seulement qu'elle est désirée et bien supportée. Le café pris avec excès précipite la digestion. Pour n'avoir pas d'effets immédiats graves, il n'en est pas moins, au bout d'un certain temps, une cause de maladie.

L'on compte dans la classe ouvrière plus de la moitié

des femmes qui ont l'habitude de faire leur déjeuner avec du café au lait. C'est une question constamment agitée de savoir si cet usage est ou n'est pas nuisible. L'on attribue au café au lait tant de pernicieux effets, parce qu'on n'a pas distingué les personnes qui le prennent seul de celles qui le prennent après l'ingestion d'aliments ou mélangé avec beaucoup de pain. Les premières s'affaiblissent et se rendent malades, et les secondes rendent peut-être ainsi leur digestion plus facile et se fortifient.

Dans l'état de santé, l'ouvrier de nos villes et l'habitant de nos campagnes boivent, Dieu merci! très rarement de l'eau pour seule boisson; mais comme elle doit être mêlée au cidre ou au vin, ou servir pour les usages de la cuisine, nous donnerons les caractères de l'eau potable.

L'eau est potable quand elle est limpide, douce, sans odeur, d'une saveur agréable, et qu'elle contient de l'air; elle doit bouillir sans se troubler ni former de dépôt; bien cuire les légumes secs et les viandes; enfin, dissoudre le savon sans former de grumeaux. Quand elle réunira toutes ces conditions, elle n'occasionnera ni pesanteur, ni trouble dans les digestions.

L'eau de pluie est très pure, mais il faut se garder de la recueillir dès les premiers moments qu'elle tombe.

L'eau de neige ou de glace est difficile à digérer; si on est forcé d'en faire usage, il faut la remuer longtemps en plein air avant de la boire.

L'eau de rivière a besoin d'être filtrée avant de servir de boisson.

L'eau de puits, en général, est mauvaise à boire. Entasser auprès d'un puits du fumier, ou bien établir des fosses d'aisance, sont deux causes d'insalubrité de plus.

De toutes les eaux, les moins bonnes sont les eaux stagnantes (étangs, canaux, marais, mares, etc.); on peut cependant les boire après les avoir filtrées. Nous en dirons autant des eaux de source, qui ne sont pas, comme on le pense, les eaux par excellence; aussi les eaux des fontaines de nos villes sont des eaux filtrées par des couches de sable qu'on leur a fait traverser.

A propos des aliments et des boissons, nous devons parler des vases qui servent à leur préparation. Les vases de cuisine doivent être choisis parmi ceux qui ne peuvent altérer les aliments. Ce sont les appareils en fer, en grès, en porcelaine, en verre, en faïence et autres terres vernissées. Les vases en ferblanc ne sont pas nuisibles, mais ne durent pas aussi longtemps. Il faut rejeter l'emploi des vases en cuivre non étamé et en plomb. D'ailleurs, la loi a pris de sages mesures pour éviter les empoisonnements qui pourraient résulter de leur usage.

Alimentation du vieillard.

Nous nous bornerons à dire aux vieillards que la réserve dans l'alimentation est une condition essentielle de leur bien-être. Convenable à toutes les périodes de la vie, elle est pour eux une nécessité qu'ils ne peuvent enfreindre sans péril. Qu'ils mangent donc peu et qu'ils ne cèdent point à la gourmandise, passion la plus commune de cet âge. Le vieillard fait moins de dépense de forces, moins de pertes ; il a donc besoin de moins de réparation. D'ailleurs, privé le plus souvent d'une partie des dents, il digérera difficilement des aliments mal triturés. Les hachis et les viandes bouillies lui sont d'une plus facile digestion.

Alimentation de l'enfant.

Que doit-on préférer, pour l'enfant, de l'allaitement au sein ou de l'allaitement au biberon ?

Il n'y a pas le moindre doute dans la réponse. C'est l'allaitement au sein qui convient le mieux, c'est celui que la nature indique.

Aux yeux des hommes compétents, la nourriture au biberon et au petit pot, dans les hospices consacrés aux enfants trouvés, est la cause principale de la mortalité effrayante qui règne dans ces établissements.

On peut ajouter, sans crainte d'être contredit, que ce mode d'alimentation est toujours vicieux, quelles que soient les conditions au milieu desquelles on en fait usage.

Ainsi, tandis que, dans la première année de la vie, la mort n'atteint que le quart des enfants nourris à la mamelle, elle frappe, au contraire, le plus grand nombre d ceux qui subissent un allaitement artificiel.

Une autre question est celle de savoir si la mère doit allaiter son enfant, ou si elle peut sans inconvénient le livrer immédiatement aux soins d'une nourrice qui le fera téter.

Nous pensons, à ce sujet, qu'il y a tout avantage, pour la mère comme pour l'enfant, à ce qu'elle-même donne le sein, à moins qu'elle ne soit très malade ou qu'elle n'ait quelque vice de conformation aux seins. Quand une femme se porte assez bien après son accouchement, c'est aller contre les prescriptions de la nature que de ne pas allaiter son enfant.

Il est évident qu'il se fait alors chez la femme, pour amener le lait dans ses mamelles, un grand mouvement qu'il est toujours dangereux d'empêcher ou de modérer.

D'ailleurs, l'enfant n'aura-t-il pas une nourriture pour ainsi dire graduée, en prenant le sein de sa mère plutôt que celui d'une nourrice accouchée depuis quelque temps ?

En conséquence, nous pensons que la femme nouvellement accouchée doit, si cela ne lui est pas impossible, donner le sein au nouveau-né.

Cette pratique la préservera des engorgements des mamelles, ralentira la fièvre de lait, préviendra l'écoulement trop prolongé des lochies, les sueurs, les maux de tête suivis de la chute des cheveux, etc.

Les reines, autrefois, remplissaient ce devoir avec courage. La mère de saint Louis, la reine Blanche de Castille, poussait si loin ce désir de ne pas partager avec une étrangère l'allaitement de son fils, qu'il arriva ce qui suit :

« Elle nourrissait le roy saint Louis, son fils, dit la Chronique, et il advint un jour qu'en son absence, une grande dame de la cour lui donna à téter afin de l'appaiser ; ce que sachant, la reine, prenant soudain son fils, elle lui mit le doigt dedans la bouche et si avant dans la gorge, qu'elle lui fit jetter entièrement le lait qu'il avait pris de ladite dame, faschée qu'une autre qu'elle lui eût donné la mamelle. »

Si la mère est forcée, par des circonstances impérieuses, de ne pas nourrir, nous laissons au médecin le soin de lui prescrire les précautions diverses à employer afin d'obvier aux inconvénients qui pourraient en résulter pour elle et pour son enfant.

Si l'enfant est confié à une nourrice, on se souviendra

que cette femme doit être d'une bonne constitution, n'ayant surtout aucune maladie contagieuse, et ne faisant pas abus des boissons alcooliques ; la couleur de ses cheveux est insignifiante. Il ne faut pas que la nourrice à laquelle on confie un nouveau-né soit accouchée depuis plus de cinq à six mois.

Les bouts-de-sein, dont on ne fait pas assez usage, sont un moyen de remédier aux crevasses du mamelon, qu'autrefois on regardait comme nécessitant toujours la cessation de l'allaitement. Ces petits appareils seront, comme les éponges du biberon, lavés fréquemment à l'eau tiède additionnée d'un peu de bicarbonate de soude.

A quel moment, après l'accouchement, la mère doit-elle donner, pour la première fois, à téter à l'enfant?

Nous sommes d'avis que ce soit dans les premières heures, afin de former le bout des seins, ce qui serait peut-être impossible, ou au moins très difficile, si l'on attendait que les mamelles se fussent gonflées. D'ailleurs, ce n'est pas la grosseur du sein qui doit guider les mères pour donner à téter. Les bonnes nourrices ne sont pas celles dont le lait s'accumule en grande quantité dans les mamelles ; ce sont celles qui, par la succion, fournissent beaucoup de lait. On donnera le sein de deux en deux ou de trois en trois heures environ.

Une mère ne doit pas croire que son lait est moins bon parce que ses règles ont reparu ; il est seulement moins abondant, mais il n'a pas changé de qualité. La femme qui devient enceinte pendant qu'elle allaite peut même, si elle est bien portante et forte, donner le sein jusqu'au cinquième mois de sa grossesse.

On ne donnera pas d'autre aliment que du lait à l'enfant qui n'a pas encore un an.

A l'âge de trois mois, on pourra lui donner du lait de vache coupé à moitié avec l'eau d'orge et sucré, comme supplément au lait du sein.

Si l'enfant est élevé au biberon, le lait de vache sera chauffé au bain-marie, bien sucré et coupé à moitié, jusqu'à l'âge de deux mois, époque où l'on devra le lui donner pur.

On adaptera à la bouteille, pour faire sucer le lait, une éponge fine un peu serrée ou recouverte d'un linge, ou mieux d'une peau chamoisée fine ; l'enfant est, dès-lors, obligé de sucer un peu fort, ce qui provoque l'abondance de la salive.

Mais la salivation ne doit être excitée que pendant les repas ; ainsi, une habitude dégoûtante, qui déforme la bouche et fatigue les poumons, c'est l'usage de la *poupée* ou suçon, morceau de linge rempli de soupe ou contenant une figue, et mis toute la journée dans la bouche du nourrisson pour empêcher ou apaiser ses cris.

Ce n'est qu'à six mois que l'on pourra accorder à l'enfant une nourriture supplémentaire, telle que bouillie, semoule, fécule ou lait sucré, dont on ne donnera, en une fois, que dix cuillerées environ pendant les premiers jours.

A un an, on ajoutera un peu de bouillon gras, un peu de vermicelle ou de semoule au gras, un peu de soupe grasse ou maigre. Mais il ne faut pas que l'enfant perde l'habitude du lait jusqu'à vingt-deux mois, époque moyenne de l'apparition des dernières dents. En effet, dès qu'il tombera malade, dès que les selles se dérangeront, à la moindre diarrhée, on le ramènera soit au sein, soit au bon lait de vache seul, en supprimant tous les autres aliments. Au bout de douze à quatorze mois seulement, il faut sevrer l'enfant ; c'est-à-dire qu'on le fera moins téter ou qu'on lui donnera moins le biberon, et en observant bien s'il ne lui survient pas de diarrhée; on lui donnera de la soupe maigre ou grasse, un peu de pomme de terre écrasée, du poisson, un peu de viande, du pain et des confitures, des œufs à la coque, etc. On tâtonnera pour savoir quels aliments l'enfant digère le mieux.

Mais nous ne pouvons nous dispenser de le répéter, la diarrhée des enfants est provoquée très souvent par des aliments indigestes, donnés mal à propos. L'enfant souffre, il a des coliques! De pauvres mères inintelligentes, écoutant les pernicieux conseils des voisines, donnent des tisanes, des sirops ou autres médicaments à ces petits êtres, dont le dévoiement augmente parfois au point de les faire périr en quelques jours, tandis qu'il suffisait, dès le commencement, pour les guérir, de les ramener à l'usage exclusif du lait.

Nous avons peut-être trop insisté sur la nourriture du nouveau-né. Notre excuse se trouve dans l'influence qu'exerce le régime sur sa constitution future.

Quand on n'a pu prévenir ces mariages, malheureusement trop nombreux, faits contre les lois de l'hygiène, il faut combattre les prédispositions morbides chez les enfants issus d'une pareille union.

Pour cela, il est bon de leur choisir une nourrice robuste, de bonne constitution, de prolonger l'allaitement et de surveiller très exactement l'hygiène.

Après le sevrage, c'est par le régime, l'air, le local, les vêtements, la nourriture, etc., et non pas par des médicaments, des cautères, des vésicatoires de précaution, etc., que l'on pourra modifier la constitution d'un enfant débile.

DU TRAVAIL, DE L'EXERCICE, DU REPOS.

Le travail, pour n'être pas nuisible, réclame des règles quant à sa durée et à sa force, quant à l'époque où il se fait, quant à sa nature; mais les préceptes varient à l'infini, suivant les professions et le tempérament des travailleurs. D'un autre côté, apporter tout le soin possible dans la bonne réglementation du travail serait superflu, si l'on ne suivait toutes les prescriptions générales de l'hygiène. Aussi, c'est à elles que nous renvoyons, puisque tout ce Traité est composé en vue du bien-être de l'ouvrier.

L'exercice est le travail de l'enfant. Dans quelle limite doit-on le contenir? Les jeux gymnastiques des enfants sont une des conditions de leur bien-être. Autant il est sage de les encourager, autant l'on doit aussi y mettre un terme et prévenir la fatigue.

La plupart des mères de famille sont loin de saisir toute la portée des premiers exercices et de bien concevoir la manière d'apprendre à marcher aux petits enfants. Le moment propice pour leur faire faire les premiers pas est celui où déjà ils peuvent se tenir debout sans être soutenus. De cette façon, on n'aura pas besoin d'employer les lisières, qui compriment la poitrine, et les chariots, qui ajoutent à cet inconvénient celui de laisser traîner sur le sol les pieds encore débiles de ces petits êtres.

Il va sans dire que nous défendons de suspendre l'enfant à l'arbre d'un chariot tournant sur son axe, ou même à un clou dans un coin de la cheminée, comme nous l'avons vu quelquefois. Il vaut mieux placer l'enfant sur un tapis ou sur un paillasson, sur lequel, abandonné à ses propres forces, il exercera ses mouvements, se relèvera lui-même et pourra marcher en s'appuyant légèrement sur les meubles qui l'environnent. En le soutenant un peu sous les bras, on lui fait parcourir un certain nombre de pas.

Le travail est l'exercice de l'adulte.

Mais les forces de l'homme ont une limite qu'elles ne peuvent franchir impunément. Nous avons insisté sur cette vérité, que la nourriture abondante et substantielle donne de la vigueur à des ouvriers qui, auparavant, se lassaient au moindre travail. Cependant il ne faudrait pas s'imaginer pour cela que l'on pourrait, avec un régime tonique, se soutenir longtemps sans repos.

Le repos est un moyen de réparation très puissant; il est même une condition nécessaire pour que les aliments puissent, comme l'on dit, *profiter*. Un homme qui a pris de l'exercice ou qui a fortement travaillé mange avec plaisir, arrose abondamment de salive le pain et la viande qui vont lui rendre une nouvelle vigueur; mais celui qui s'est exténué soit à un travail pénible, soit à une course ou à une marche forcée, ne peut digérer les aliments qu'il prend; quelquefois même, haletant et la tête lourde, il a de la répugnance pour toute nourriture. A cet homme, avant de manger, il faut quelques heures de repos.

Malheureusement, ces quelques instants ne suffisent pas toujours à l'ouvrier accablé d'une extrême fatigue; il reste courbaturé plusieurs jours, et c'est dans ces conditions d'abattement que les maladies graves peuvent l'atteindre plus facilement; c'est à ce moment que les uns tomberont frappés d'une fluxion de poitrine, d'autres d'une fièvre typhoïde, selon qu'ils seront soumis soit au froid, soit à l'encombrement, soit aux miasmes.

De pauvres enfants restent maigres et chétifs, quoiqu'ils soient bien constitués et qu'ils mangent bien, parce qu'ils se livrent à un travail trop pénible ou trop prolongé et ne prennent pas assez de repos. En diminuant l'excessive durée et la force du travail, l'embonpoint leur revient.

Nous venons de montrer la nécessité du repos. D'après la science, ce repos doit être quotidien, être pris *la nuit* et dans les conditions hygiéniques que nous préciserons plus bas.

Mais n'y a-t-il pas dans nos institutions, dans notre religion, la consécration de cette vérité que le repos est nécessaire? Le dimanche, le seul jour consacré tout entier au chômage, l'homme doit partager son esprit entre deux pensées tranquilles, qui le font sortir de cette atmosphère matérielle où il est forcé de passer tous les jours de la semaine : entre celle de son Dieu et celle de sa famille. A la religion il empruntera la patience, l'abnégation, les consolations de l'espérance, le calme de la conscience. Dans sa famille il puisera de nouvelles forces pour le travail de la semaine suivante, par le resserrement des liens qui le rattachent au bien-être de son père, de sa mère, de sa femme et de ses enfants. Tous, ardents et dévoués, pour augmenter non pas tant leur propre bien-être que celui de leurs proches, emporteront de salutaires conseils, de beaux exemples, et auront retrempé leurs forces physiques dans le sentiment du devoir accompli, dans un contentement parfait d'eux-mêmes ; car les forces physiques s'abattent dès que les forces morales diminuent. Qu'est-ce qui déprime plus les forces morales, amène, en un mot, plus le découragement, que le souvenir des orgies du dimanche, laissant après elles des idées basses, ignobles, et la misère qui force à travailler par rage, par désespoir, pour ne pas mourir de faim, au lieu de travailler avec cette sérénité qui double les forces et fait aimer sa profession, son art, quand on a gardé, comme l'on dit, un peu de *pain sur la planche.*

Les administrations municipales ne pourraient-elles pas instituer, le dimanche, de ces jeux qui, sans fatiguer le corps, délassent l'esprit, après l'accomplissement des devoirs religieux ? La réalisation de ce projet diminuerait peut-être la fréquentation des cabarets.

Après ces considérations, qu'il était urgent d'exposer, nous allons entrer dans les détails pratiques des conditions les meilleures pour réparer les forces dépensées dans une journée laborieuse.

Le lit est le lieu de repos par excellence. Il est, en quelque sorte, le thermomètre de la misère. Depuis celui qui se compose de matelas bien faits et moelleux, de draps propres, amples et souvent renouvelés, de couvertures en laine, jusqu'à celui qui ne se compose que d'une paillasse recouverte d'un tissu grossier et rude dont la dimension est insuffisante, de couvertures de coton ou de morceaux d'étoffes rapiécées, il y a, suivant les ressources des habitants, des variétés nombreuses dans le coucher ; et cependant, lorsque l'on songe que le sommeil comprend la moitié de notre existence, on ne saurait se soumettre avec trop d'exactitude à toutes les règles de l'hygiène relatives à la bonne composition du lit.

Les bois de lit sous la forme de boîtes ou de couches closes sont d'un mauvais usage, par la même raison qui nous fait proscrire les alcôves à ouverture étroite, c'est-à-dire parce qu'ils empêchent la libre circulation de l'air, si utile dans toutes circonstances.

La literie doit se composer au moins d'une paillasse, d'un matelas, de deux draps, d'une couverture et d'un oreiller-traversin.

La paille de la paillasse doit être renouvelée au moins une fois par année.

Le matelas sera battu, cardé, lorsqu'il deviendra dur et compacte au point de perdre son élasticité.

Les draps seront changés souvent. La couverture exige d'être bien moins souvent renouvelée. Cependant, il sera bon de la battre et de l'exposer à l'air pendant plusieurs heures de suite, de temps en temps.

Il faut faire le lit *tous les jours;* et faire un lit, c'est remuer la paille de la paillasse, tourner le matelas, secouer fortement les draps et les couvertures; ce n'est pas seulement le redresser à l'aide de quelques coups de poing.

Le lit ne doit pas être placé, comme il l'est souvent, dans un angle humide et obscur de l'habitation, mais occuper, autant que possible, la place la plus avantageuse sous le triple rapport de l'air, de la lumière et de la sécheresse. Une forte planche entre le mur et le lit remplacera le lambris. Les alcôves resteront ouvertes jour et nuit.

Le berceau des enfants, qui contient une paillasse bourrée de paille d'avoine, de fougère ou de varech, doit être, s'il est possible, placé plus sainement encore. On ne saurait trop blâmer ces nourrices qui, pour s'éviter des embarras, suspendent au ciel de leur lit le bers de ces petits êtres, afin de pouvoir le mettre en mouvement sans se lever. Il y a dans cette habitude deux dangers: d'une part, le séjour de l'enfant dans une atmosphère viciée et corrompue par les émanations qui se dégagent du lit; d'une autre, que si le bers n'est pas bien attaché, dans le mouvement d'oscillation et de balancement qui lui est imprimé, il peut être lancé au dehors de l'alcôve.

comme cela est arrivé maintes et maintes fois, et l'enfant être grièvement blessé ou tué sur le coup.

Il est presque superflu de dire que l'enveloppe de la paillasse doit être lavée toutes les fois qu'elle sera imprégnée d'urine, et la balle d'avoine ou la fougère être renouvelée. Il ne suffit pas de sécher une paillasse au soleil, car la mauvaise odeur reparaîtrait à la moindre humidité.

La durée du repos doit être proportionnée à la fatigue. Le terme moyen du séjour au lit pour un adulte est de sept heures. Dans les premiers temps de son existence, le sommeil de la nuit ne suffit pas à l'enfant; il dort encore à plusieurs reprises pendant le jour : on peut même dire qu'alors il ne fait que téter et dormir. — A mesure que l'enfant grandit, le sommeil de jour devient de moins en moins nécessaire. Vers quinze à dix-huit mois, il ne doit être placé dans son lit qu'une fois dans la journée. Quelques mois plus tard, on peut, en général, supprimer le sommeil de jour. Le sommeil de la nuit se fait alors sans interruption et devient plus profitable. On s'efforcera de l'habituer à ne pas prendre de nourriture de onze heures du soir à cinq heures du matin, et cela dans l'intérêt de sa santé et de celle de sa nourrice.

Nous dirons en passant que souvent la jeune mère, par un sentiment bien naturel et bien louable, fait coucher son enfant près d'elle dans son lit; il est malheureusement trop fréquent de voir des enfants étouffés de cette manière par celle même qui les plaçait ainsi pour leur donner des soins plus assidus. L'Eglise a formulé aussi une loi générale qui défend expressément aux parents de coucher leurs enfants avec eux pendant la première année. Le prêtre répète cette loi chaque fois qu'il administre le sacrement de baptême.

PARTICULARITÉS HYGIÉNIQUES RELATIVES A LA FEMME.

Menstruation.

La menstruation est une fonction qui a aussi son hygiène. Ne sait-on pas avec quelle facilité elle se trouble par l'effet d'une émotion, par l'ingestion d'une boisson froide et par le plus léger changement dans les précautions habituelles ? Mais les prescriptions relatives à ce sujet variant suivant chaque personne, nous ne pouvons entrer dans des détails qui seraient trop minutieux.

Toutefois, il est permis de dire d'une manière générale que l'hygiène peut seule protéger les femmes contre les suites de l'âge critique. Un régime moins nutritif, plus doux, la prohibition de toute boisson alcoolique et aromatique, un vêtement chaud, un exercice modéré, telle est la formule brève des convenances hygiéniques pour l'âge de retour. On peut ajouter que la femme, à cet âge, doit éviter les secousses morales vives.

Un préjugé très singulier éloigne les femmes de la campagne des travaux à la laiterie, lorsqu'elles ont leurs règles, auxquelles elles attribuent la propriété de faire tourner le lait. C'est une erreur dont nos paysannes doivent se débarrasser. D'ailleurs l'expérience est trop facile à faire chaque mois, pour qu'il reste le moindre doute à cet égard.

Grossesse.

Pendant sa grossesse, la femme évitera les causes d'avortement qui dépendent de sa volonté, telles que violences extérieures, voyages en voiture, etc., etc. L'exercice pendant la grossesse est très utile ; l'immobilité des dames de la ville les prive de leurs forces pour l'accouchement ; mais, d'un autre côté, il ne faut pas que la femme enceinte se livre à des travaux trop pénibles, qu'elle pétrisse le pain, qu'elle charge la voiture, comme cela arrive à la campagne, ni qu'elle bêche ou porte des fardeaux trop pesants.

Les femmes de la ville ont tort de porter des corsets pendant la grossesse ; qu'elles soutiennent légèrement leurs seins avec une petite camisole de toile, qu'une légère ceinture large soutienne un peu le ventre ; mais, pour elles et pour leur enfant, qu'elles quittent les corsets qui déforment les seins, les buscs et les baleines qui pressent le ventre et servent à dissimuler sa proéminence naturelle. La grossesse honore la mère de famille : rien ne doit en dissimuler l'existence et l'époque.

Couches.

La femme en couches devra être l'objet de grands soins de propreté. On ne laissera pas séjourner autour d'elle les linges tachés d'un sang qui pourrit et porte une mauvaise odeur.

Mais ce que nous ne pouvons jamais assez répéter, c'est que les femmes *se relèvent* trop tôt après l'accouchement. Un très funeste préjugé, que l'ignorance entretient, dit que l'on doit *se relever* neuf jours après l'accouchement. C'est là une des erreurs les plus grandes et les plus tenaces. Il est très vrai que certaines femmes peuvent *se relever*, même au bout de six jours ; mais c'est une imprudence. La plupart des mères, surtout parmi celles qui, pour soutenir leur famille, se sont livrées à de durs travaux pendant leur grossesse, ont besoin de garder la chambre plus de neuf jours. C'est au médecin qu'il faut s'en rapporter pour juger à quelle époque on peut faire ses relevailles ; mais on ne saurait indiquer un terme fixe pour cet instant : car il serait aussi ridicule de vouloir tenir au lit quinze jours une femme qui, au bout de huit, peut sortir, que de fixer neuf jours comme terme invariable de la fin des couches.

DE L'HYGIÈNE PENDANT ET APRÈS LA MALADIE.

Malgré toutes les précautions, on peut tomber malade ; on doit alors aussitôt s'adresser soit à un médecin, soit aux consultations placées au seuil des hôpitaux ou à celles des bureaux de bienfaisance. Là, on trouvera des conseils qui nous dispenseraient de ceux qui vont suivre, mais que nous sommes obligés de consigner ici, parce qu'on se trouve quelquefois pris au dépourvu.

L'ouvrier devra s'adresser à un médecin.

Ce que nous demandons, c'est que le charlatan ne soit plus consulté, c'est qu'on ait une confiance entière dans le médecin, du moins dans celui qui s'en rend digne par sa conduite et ses études.

Grâce aux efforts de plusieurs grands hommes et aux perfectionnements de toutes sortes, aujourd'hui la médecine est une science faite, qui est, comme les autres, susceptible de progrès. Depuis soixante ans, elle a pris un nouvel essor et marche de front avec les sciences naturelles, qui font la gloire de notre siècle. Elle a ses principes, elle est forte de son expérience. Toutes les ressources que peuvent lui procurer la physique, la chimie, la botanique, ces sciences d'une étendue immense, elle les reçoit, les élabore et se les approprie. Aussi le progrès ne lui fait pas défaut.

C'est à celui qui a étudié sérieusement cette science que l'on doit confier le soin du corps, et non à ces hommes qui n'ont jamais fait que de la médecine du hasard, donnant toujours le même médicament pour tous les maux possibles, réussissant quelquefois parce que, malgré eux, la bonne nature, celle que le vrai médecin observe et suit avec discernement, a guéri le malade ; mais souvent, au contraire, laissant s'aggraver le mal et mourir l'infortuné crédule.

Mais on a tout dit sur les dangers de confier la santé à un ignorant, à un vendeur de remèdes. Le bon sens guidera mieux le lecteur que tous les raisonnements.

L'ouvrier des villes qui n'a pas sa famille près de lui, ou qui a manqué de prévoyance pour mettre quelques ressources de côté, devra, si le médecin lui a prédit une maladie de quelque durée, aller à l'hôpital, plutôt que de se soigner chez lui. Depuis soixante ans, l'aspect des hôpitaux et des hospices a complétement changé, et l'horreur des pauvres pour ces établissements a justement diminué.

Si l'ouvrier a une famille qui lui soit attachée, si ses parents peuvent le traiter sans perdre trop de temps, il fera sagement de rester chez lui, et là, entouré des soins de sa femme, de ses enfants, il pourra, grâce aux secours de l'assistance publique, être traité comme dans les hôpitaux, tout en ne s'éloignant pas des siens, de sa maison, de son lit. L'effet moral qui en résultera non seulement resserrera les liens sacrés de la famille, mais pourra ainsi influer sur la promptitude plus grande de son rétablissement. L'ouvrier des campagnes n'a pas l'hôpital comme ressource ; la bienfaisance particulière y supplée à frais plus considérables.

Soins à donner au commencement de la maladie.

Il y a peu de maladies qui ne soient précédées d'un malaise ; c'est pourquoi, dans l'ignorance de ce qui pourrait arriver, il ne faut jamais négliger un léger dérangement de la santé. Il ne faut pas dire : Secouons le mal, *ne nous écoutons pas*.

« Voilà un vaisseau lancé sur l'Océan et qui le sillonne à pleines voiles. Tout-à-coup un choc terrible se fait sentir, et un craquement annonce aux matelots que le navire a touché. Que diraient ces braves enfants de la mer, si le capitaine, insouciant et se promenant sur le pont, son porte-voix à la main et son cigare à la bouche, proscrivait toute précaution en s'écriant : « Le bâtiment marche toujours ; ce n'est rien, ne nous en occupons pas ! » Mais, malheureux ! ce choc a peut-être produit une avarie ; l'eau va s'infiltrer, remplir la cale.

« Ce n'est rien, vous dis-je, ce n'est rien! » Ce n'est rien! et voilà les accidents qui surviennent! Ce n'est rien, et bientôt l'avarie n'est plus réparable!

» Ce n'est rien! et le bâtiment coule à fond, quand, avec quelques précautions, on aurait pu boucher les trous et continuer tranquillement la route. » (Jules MASSÉ.)

Loin d'imiter l'insouciance de ce capitaine, il faut se rappeler que les premières précautions hygiéniques, prises pour remédier à un malaise, préviennent souvent les dangers d'une longue maladie.

Dans l'impossibilité de sortir pour aller voir le médecin, en attendant les secours de l'art, il faudra préparer le lit, y mettre des draps propres, comme pour un long séjour, et se coucher. On s'abstiendra de prendre tout remède que l'on pourrait imaginer soi-même (tel que rôties au vin, excitants, etc.), ou que des voisins empressés ont toujours le tort de prescrire, sans être sûrs de ce qu'ils font. Le régime qui conviendra le mieux alors sera de se tenir chaudement, sans se couvrir de nombreuses couvertures, et de boire de temps en temps quelques tasses d'une tisane légère et adoucissante (mauve, violette), en ayant bien soin de garder sévèrement la diète. Le médecin arrivera pour prescrire le traitement actif.

Soins à donner pendant la maladie.

Pendant le cours d'une maladie, il y a des soins particuliers qui se rapportent à telle ou telle affection; ils constituent les prescriptions du médecin. D'autres soins sont les mêmes, quel que soit le mal dont on est atteint: ce sont les soins hygiéniques pendant la maladie. Ce sont ces derniers seulement que nous voulons indiquer.

Pendant toute la durée du mal, chaque jour on aura soin d'éloigner de la chambre tous les linges sales, toutes les excrétions des malades (crachats, urines, matières fécales), que l'on conservera au dehors de la maison, si le médecin l'a prescrit ou si les assistants y ont vu quelque chose à signaler.

Chaque jour, dans les maladies même les plus graves, on devra ouvrir les fenêtres de l'appartement pour renouveler l'air. On exécutera à la lettre tout ce qui aura été prescrit sans y rien changer; il vaut mieux s'abstenir que d'imaginer. A chaque visite, on ne craindra pas d'adresser de nombreuses questions au médecin, afin de bien s'éclairer sur tout ce qu'on ne saura pas. Autant que les ressources pécuniaires le permettent, on peut et on doit changer de linge pendant une maladie. Nous savons qu'un préjugé bizarre conseille de garder le même linge pendant toute la durée de la fièvre ; il faut bien se convaincre qu'il y a du danger à s'y conformer. De même, si l'on peut faire le lit, il y aura tout avantage à exposer le matelas au grand air jusqu'à ce que le malade se recouche. On ne devra jamais conserver d'autre vêtement que la chemise et la camisole de laine. Coucher en partie habillé est insalubre.

Une sollicitude, bien digne d'éloges à certains égards, amène très souvent au lit du malade de nombreux amis, de trop nombreux voisins. Ces visites fréquentes ne laissent pas que de fatiguer le patient. Si nous insistons sur cet abus, c'est que souvent nous avons été témoins de la mauvaise humeur inintelligente des personnes qu'on éloignait par nécessité.

A propos des visites des parents, des amis aux malades, c'est avec douleur que nous voyons qu'il est absolument nécessaire, encore de nos jours, de les fouiller à la porte des hôpitaux pour les empêcher d'apporter des aliments contre l'ordre des médecins. C'est une mesure honteuse, mais indispensable.

On écartera les personnes étrangères dans leur propre intérêt (et l'éloignement sera peut-être plus facile dans ce cas), lorsque le mal sera contagieux. La petite-vérole, pour ceux qui n'ont pas été vaccinés ; la rougeole, la scarlatine, la morve, le farcin, le charbon, la gale et la teigne, sont, entr'autres, des maladies contagieuses qu'il suffit d'indiquer ; les malades qui en sont atteints doivent être soignés avec beaucoup d'attention. Les personnes qui seront obligées d'approcher de ceux qui ont la rougeole, la scarlatine ou la petite-vérole, devront, autant que possible, quand il faudra surtout changer les vêtements, les pansements et les draps, ne jamais faire ces opérations à jeun; et nous n'entendons pas par là qu'elles doivent boire des liqueurs alcooliques. Si elles restent à surveiller le malade, elles devront, plusieurs fois par jour, sortir pendant un quart-d'heure au grand air, se tenir proprement, se laver souvent les mains ; en général aussi, les personnes d'un âge mûr sont moins exposées à être victimes de la contagion que les jeunes gens, les gens fatigués ou faibles.

L'usage des lotions, la propreté, sont les seuls conseils à adresser à ceux qui soignent la gale, la teigne, le charbon et la morve, etc., etc. Ces maladies se gagnent à tout âge et à coup sûr, quand on touche sans précaution les plaies de ceux qui en sont atteints ; mais il faut le contact direct : elles ne peuvent se gagner en respirant l'air de la chambre du malade, tandis que la petite-vérole, la rougeole et la scarlatine se gagnent par la respiration, sans même que l'on ait touché la personne affectée.

La vaccination est un moyen de préservation contre la petite-vérole. En lisant ces mots, qui ne croirait qu'aussitôt tous ceux qui ne sont pas vaccinés vont immédiatement courir chez le médecin pour se faire vacciner, surtout lorsque des millions d'individus se sont fait pratiquer cette petite opération depuis l'immortelle découverte du vaccin (en l'an 1798), sans en éprouver le moindre accident? Qui n'assurerait pas qu'aussitôt la mère de famille, qui frémit et pleure à la moindre blessure qui peut défigurer son enfant, va le porter au médecin pour qu'il l'assure contre cette petite-vérole, qui laisse d'affreuses coutures à la peau du visage ; qui peut même, et cela n'arrive que trop souvent, rendre aveugle ; qui peut, enfin, tuer en quelques jours? Et cependant on rencontre à chaque instant des obstacles incroyables à la vaccination ; il faut encore que les sociétés et les médecins songent à exciter les parents, quelquefois à les contraindre, pour qu'ils fassent vacciner leurs enfants. En vérité, l'on condamne pour homicide par imprudence des gens moins coupables que la mère qui a refusé de laisser vacciner son enfant, et plus tard le voit périr de la petite-vérole ; la justice ne condamne pas cette mère, mais le remords de son imprudence l'oppresse toute sa vie.

Il y a, dira-t-on, des personnes vaccinées qui ont été atteintes, malgré cela, de la petite-vérole : cela est vrai ; mais aussitôt il faut ajouter que c'est là une exception, et que, dans ces cas exceptionnels, la maladie, en général, est beaucoup moins grave.

Que les mères de famille n'écoutent pas tous les bavardages que l'on répète à propos du vaccin.

Tel est le préjugé disant qu'il ne faut vacciner qu'au

printemps. En ne vaccinant qu'à cette saison, on s'expose à ce que, dans celles qui précèdent, l'enfant soit frappé de la petite-vérole. Pourquoi faut-il qu'à propos de la vaccination nous ayons encore un autre préjugé à combattre? On s'obstine à ne pas vouloir comprendre qu'il n'y a pour l'enfant aucun danger à ce qu'on recueille du vaccin de ses boutons. On dit que cette pratique affaiblit l'enfant, qu'elle l'expose à des maladies. Rien n'est plus faux : l'enfant en est tout aussi bien vacciné et aussi vigoureux ; mais il résulte de la résistance que cause ce préjugé que la propagation de la vaccine se trouve embarrassée, qu'on est obligé, chose honteuse à dire! d'en appeler à l'intérêt, d'en venir aux offres d'argent pour obtenir du vaccin.

D'ailleurs, le vaccin qui a servi à vacciner votre enfant, où l'a-t-on pris, si ce n'est sur le bras d'un enfant?

Du reste, tout ce que nous avons dit et ce que nous pourrions dire sur la vaccine et la petite-vérole se résument dans cette anecdote, si l'on veut se donner la peine de la lire avec attention et de la méditer :

Une femme, habitant un hameau des environs de Cherbourg, mère de quatre enfants, en fit vacciner deux et vaccina elle-même les deux autres. La vaccine fut régulière sur les quatre. La petite-vérole se déclara dans le hameau ; tous les autres enfants en furent atteints, et plusieurs en moururent. Ses voisines, jalouses de ce que ses quatre enfants ne gagnaient point la petite-vérole, eurent la méchanceté de les saisir, de les conduire chez elles et de leur barbouiller à plusieurs reprises la figure à tous les quatre avec le pus varioleux de leurs enfants. Tous résistèrent à cette infâme épreuve. Alors ces misérables femmes, convaincues de l'efficacité de la vaccine, témoignèrent leurs regrets de n'y avoir pas cru, en déclarant elles-mêmes ce qu'elles avaient fait pour donner la petite-vérole aux quatre enfants vaccinés.

Il n'est jamais trop tard pour se faire vacciner. Le comte Lacépède, célèbre naturaliste, ayant traversé impunément un grand nombre d'épidémies varioliques et se fiant à son grand âge, avait négligé de se faire vacciner, lorsqu'en 1825 il fut pris de la petite-vérole et en mourut dans sa soixante-dixième année.

Parmi les maladies contagieuses, le peuple place la phthisie pulmonaire. Il est en cela complétement dans l'erreur. On ne devient pas poitrinaire à coucher avec un poitrinaire. Mais ce qui a pu faire croire à cette erreur, c'est d'abord la fréquence de cette maladie ; ensuite, c'est qu'elle vient de la mauvaise nourriture, du défaut d'air et de lumière.

Or, il n'est pas étonnant de voir un mari mourir poitrinaire, et, quelques mois après, sa femme être atteinte de la même affection. Cela arrive non parce que le mari a communiqué sa maladie à sa femme, mais parce que tous deux se sont en même temps soumis aux mêmes causes, qui les ont rendus tous deux phthisiques. Ils ont respiré la même humidité, sont restes plongés dans la même obscurité dans une habitation mal aérée, et l'un et l'autre ont usé d'une nourriture insuffisante ou de mauvaise nature. Ce préjugé qui fait croire à la contagion de la phthisie fait que souvent on brûle ou l'on vend à vil prix les habits des phthisiques après leur mort. C'est un usage basé sur une erreur qui disparaîtra de nos mœurs. On conservera les vêtements pour les membres de la famille, qui souvent n'en ont pas trop.

Soins après la maladie.

Nous avons quelques conseils à donner pour la convalescence. L'appétit est une des premières manifestations du retour à la santé. Quand cette sensation est bien vraie, impérieuse, il serait aussi dangereux de céder à la crainte des aliments qu'il l'eût été auparavant de céder aux exigences du malade demandant à manger.

On doit: 1° proportionner la quantité des aliments non à la faim du convalescent, mais à la faculté digestive de son estomac; 2° lui donner des aliments en petite quantité et souvent; 3° lui recommander de bien mâcher; 4° le consulter sur les aliments qu'il digère ordinairement le mieux et les lui permettre, s'ils ne sont pas dangereux.

En même temps on permettra un exercice modéré. Se livrer trop tôt à un travail pénible expose à des défaillances, des palpitations, des maux de tête, des rechutes même. Ce sont là aussi les funestes effets d'une émotion trop vive qu'on n'aura pas su épargner au convalescent. En un mot, c'est surtout pendant la convalescence qu'on doit suivre scrupuleusement les lois de l'hygiène.

HYGIÈNE RELATIVE AUX PROFESSIONS.

En même temps que les productions de notre industrie se sont beaucoup améliorées dans ces dernières années, le sort des ouvriers a beaucoup changé au profit de leur santé.

Les médecins, frappés de la fréquence de certaines maladies dans quelques professions, en ont cherché et le plus souvent trouvé la cause. De là ont surgi des préceptes hygiéniques variant suivant les professions. Nous ne parlerons ici que de ceux auxquels l'ouvrier peut se conformer, nous confiant entièrement pour les autres, et le passé nous en donne le droit, aux législateurs, à l'administration municipale et aux chefs d'établissement.

Le choix d'une profession pour son enfant doit éveiller la sollicitude de l'ouvrier, non seulement au point de vue pécuniaire, mais encore au point de vue de la santé. Quel conseiller plus sage trouvera-t-il, dans cette circonstance, que le médecin auquel il a donné sa confiance ? Il saura si son enfant est d'âge à se livrer à des travaux pénibles. La loi, il est vrai, autorise l'ouvrier à envoyer son enfant, dès l'âge de huit ans, dans une manufacture ou dans un atelier; mais cet âge n'est qu'une moyenne, et peut-être il sera dangereux d'envoyer un enfant dans un lieu où sont renfermés beaucoup d'individus, où il sera quelquefois forcé de rester soit dans une position gênante, soit dans l'immobilité, soit au milieu de vapeurs nuisibles, occupé à des travaux qui le briseront de fatigue.

La profession une fois choisie, il faut s'y livrer avec courage et intelligence, ne point s'abandonner à des excès qui nuisent à la perfection du travail du lendemain, qui corrompent l'esprit et le cœur en même temps qu'ils appauvrissent la maison. Les ouvriers veulent-ils se mettre en garde contre eux-mêmes, nous leur conseillons de toutes nos forces de faire partie de sociétés mutuelles de secours dont la France sentira de plus en plus les bienfaits, et qui d'ailleurs sont d'accord avec le mouvement de notre époque. L'amélioration du sort physique et moral des classes professionnelles en sera la conséquence.

L'hygiène des professions n'offre que des préceptes tout-à-fait spéciaux ; elle n'est que le complément de l'hygiène générale, qui est incontestablement la plus importante.

DES PROFESSIONS EN PARTICULIER.

Profession agricole.

> Deux bras forts et laborieux valent mieux qu'un arpent de plus ; c'est donc à son corps, à sa personne, à sa santé, plus qu'à sa terre, que l'homme des champs doit prendre garde. Or, il veille avec une sorte de tendresse nuit et jour sur ses chevaux, ses vaches et ses moutons : il tourne et retourne sans cesse son héritage à la bêche, à la pioche, à la charrue ; il émonde ses arbres, il lie sa vigne, il bine ses légumes, il cendre ses prés et il ne se soigne pas lui-même, lui qui est la main, le pied, l'âme, la vie de sa famille et de sa maison !
>
> (CORMENIN.)

En comparant, au point de vue de l'hygiène, l'homme qui habite les villes et celui qui ne quitte pas les champs, nous sommes arrivés à des considérations pratiques que nous avons trouvées si bien exprimées par M. Druhen, de Besançon, auteur d'un ouvrage récemment publié, qu'il nous a paru avantageux pour notre lecteur de les reproduire :

« Il existe, au sujet des habitants de la campagne, une opinion généralement accréditée, qui consiste à regarder le paysan comme d'une constitution plus forte, plus robuste, d'une résistance plus énergique à l'action des causes qui engendrent la maladie, d'une santé généralement meilleure que le citadin, et surtout d'une plus grande aptitude à prolonger sa vie jusqu'aux extrêmes limites de la vieillesse.

» Il me paraît certain que le paysan de nos jours n'est

guère mieux partagé, sous le rapport de la santé, que l'ouvrier citadin. Je me fonde sur les faits que voici :

» Les véritables vieillards, ceux de soixante-dix à quatre-vingt-dix ans, par exemple, ne sont pas plus nombreux à la campagne, proportion gardée, que dans les villes; et si un grand nombre d'individus offrent l'aspect de la vieillesse, loin d'infirmer l'opinion que je défends, ce fait, au contraire, la confirme : Un homme à cinquante ou soixante ans est souvent vieux, et à quarante ans une femme est sur son déclin. Cette fraîcheur du teint, cette tonicité de la fibre, ce coloris des joues que l'on vante tant dans les poèmes, existent sans doute, mais seulement chez les jeunes filles : qu'elles deviennent mères, et toutes ces brillantes qualités de la chair s'évanouissent pour faire place aux rides et à la teinte jaune et basanée du visage, à la chute des dents et à plusieurs autres signes de décadence et d'infirmité.

» Parcourez un village populeux un jour de fête, ou une ville un jour de foire, et dites-moi si vous ne rencontrez pas parmi les campagnards, proportion gardée, plus d'estropiés et d'infirmes de toutes sortes que dans les villes. Les maladies constitutionnelles, les scrofules, la phthisie pulmonaire, le rachitisme, y sont fort nombreux; ils y font presque autant de victimes que dans les villes.

» C'est que.............. l'homme a besoin de travailler, il apporte cette obligation en naissant, mais il doit le faire dans certaines limites; l'intégrité de la santé est à ce prix. Veut-il dépasser ces limites, il abuse et il est averti de cet abus par la souffrance; sa santé se compromet, se détériore, et sa vie court des dangers.

» Les habitants de la campagne sont précisément dans ce cas. Dans la nécessité d'apporter des économies à l'exploitation, chacun travaille à la ferme sans repos, sans relâche et sans compensation; les femmes et les filles adultes partagent les travaux de l'homme sans égard pour l'infériorité physique de leur sexe; elles vont à la charrue, elles cultivent, portent des fardeaux, travaillent le jour et travaillent la nuit.

» Pendant ce temps, le ménage est délaissé; les soins les plus vulgaires de propreté sont négligés, la saleté s'accumule, et tous ces petits travaux d'intérieur qui appartiennent exclusivement à la femme sont suspendus; que dis-je, suspendus! ils ne sont jamais entrepris.

Aussi, rien n'est insalubre, en général, comme la demeure du paysan, excepté, toutefois, celles des ouvriers de Lille et de Rouen. Balayures, débris de légumes destinés à la nourriture des animaux, graines sèches, chanvre à filer, chaussures, eaux grasses, etc., etc., sont mêlés dans une ridicule et dégoûtante confusion........

....

» L'habitude et l'indifférence pour tout ce qui concerne les soins de la maison laissent les fenêtres ainsi condamnées pendant l'été, et le cultivateur, obligé de dormir au milieu de vapeurs méphitiques et malsaines, a bientôt perdu les salutaires effets d'une journée passée à l'air pur et vivifiant de la campagne. »

Dans les fermes, on fait coucher le vacher dans l'étable ou l'écurie. En dépit du préjugé, nous soutenons que c'est là une habitude vicieuse ; jamais un lieu où les animaux respirent et répandent leurs excrétions ne sera sain pour l'homme. Nous conjurons donc le fermier d'avoir pitié de ce malheureux domestique, et de le placer dans un endroit qui soit séparé du séjour des animaux. Que l'air soit vicié par l'encombrement des hommes ou l'encombrement des animaux, il n'en est pas plus salubre d'une façon que de l'autre, et nous verrons bientôt que l'aération raisonnée des étables et des écuries deviendra une habitude dont les bêtes se trouveront bien. Cette dernière mesure s'obtiendra peut-être plus vite que celle de l'aération des appartements destinés à l'homme ; car, malheureusement, le paysan a bien plus de souci de ce qui intéresse la santé de son bétail que de ce qui intéresse la sienne. Ce n'est pas de l'abnégation, c'est de l'avarice.

« On a eu raison, dit ailleurs M. Druhen, de vanter la vie sobre et régulière du paysan, sa nourriture simple et frugale ; mais du pain sans levain et sans sel, du laitage aigri et du lard rance, des légumes gâtés et des fruits secs ne sont pas des aliments sains, quoiqu'ils soient simples et préparés simplement. »

Ces dernières remarques peuvent être nécessaires dans le pays pour lequel est écrit l'ouvrage de M. Druhen (Besançon) ; mais en Normandie, le fermier choisit mieux ses aliments, et, comme le plus souvent il nourrit ses ouvriers, on peut dire d'une manière générale que, chez nous, l'alimentation des campagnards proprement dits est très saine.

« L'habitude de soigner les maladies n'a pu jusqu'ici pénétrer dans les campagnes. On remet tous les jours pour appeler un médecin, et, quand on s'y décide, il est souvent trop tard. Si le médecin arrive assez tôt, ce n'est que d'une manière irrégulière et incomplète qu'on exécute ses prescriptions, et on croirait manquer à ce que l'on doit au malade, si on n'ajoutait les breuvages et les topiques que les charlatans ou les voisins préconisent. »

Pour cela, malheureureusement, les Normands ne le cèdent pas aux Francs-Comtois.

Pour compléter les importantes considérations qui précèdent, nous devons ajouter encore quelques conseils pratiques et spéciaux pour la profession agricole.

L'ouvrier des champs ne se couvre pas de vêtements assez chauds. Il revient lentement, après le travail, le soir, à la fraîche; le lendemain, des douleurs dans les cuisses, dans les reins, etc., etc., l'empêchent de se courber ou de marcher avec facilité. Dans nos pays, où les brusques variations de température caractérisent le climat, d'autant qu'on s'approche plus des côtes de la Normandie, il sera nécessaire d'avoir en toute saison de bons vêtements de laine, qu'on laissera ou reprendra à volonté aux différentes heures du jour, suivant l'état de l'atmosphère. En cela, nous ne faisons que citer l'exemple de nos matelots.

En été, les rayons du soleil sont souvent très ardents: l'habitant de la campagne doit en préserver sa tête et en garantir sa vue par des chapeaux à larges bords; le bonnet de coton ou de laine procure trop de chaleur, et bientôt il est calfeutré par une épaisse couche de crasse.

Le médecin ne saurait trop recommander à ses clients des champs de ne pas aller, le corps baigné de sueur, s'étendre sur un terrain froid et humide, à l'ombre d'un arbre touffu; c'est là aussi que se gagnent les fraîcheurs et tout le cortége des douleurs.

Bien souvent le paysan, surpris par un violent orage, n'a pour tout abri qu'un arbre; il vaut mieux se préserver de la pluie par un bon chapeau et une bonne houppelande que de se fier au feuillage sous lequel on court grand risque d'être foudroyé. Combien de fois aussi les sonneurs ont été tués quand ils agitaient les cloches pour dissiper les nuages! Entre mille, nous citerons ce seul fait: Le 20 août 1834, à trois heures après midi, la foudre est tombée sur le clocher de l'église Saint-Micaud ; le marguillier, qui sonnait à tour de bras pour détourner l'orage, a été tué roide ; le clocher et l'église furent considérablement endommagés.

Enfin, sans revenir sur les graves dangers auxquels exposent : 1° le séjour des fumiers trop près des habitations, 2° l'étroitesse des chambres, 3° l'absence du renouvellement de l'air dans les appartements, 4° l'absence de fenêtres assez larges pour laisser arriver la lumière, 5° enfin, le manque d'un premier étage, qui serait plus sec et plus propre que le rez-de-chaussée, constatons ici que l'oubli de l'hygiène, sous tous ces rapports, est plus fréquent à la campagne qu'à la ville, et plus blâmable, puisqu'il serait bien plus facile d'y remédier.

Ouvriers des manufactures.

On a répété, sans y bien réfléchir, qu'un des mauvais côtés de la civilisation est le travail dans les manufactures ; on ne se lasse d'affirmer que ce travail dégrade ceux qui s'y livrent sous le double rapport physique et moral. Nous trouvons ces assertions très exagérées ; il suffit, pour partager notre conviction, de visiter les vastes et magnifiques établissements qui ornent nos vallées, et l'on verra que les conditions d'aération, d'espace, de lumière, de chaleur, etc., y sont bien meilleures que dans les boutiques, arrière-boutiques et ateliers.

Mais il est vrai de dire que les ouvriers employés dans les manufactures négligent chez eux toutes les règles de l'hygiène. En outre, il faut reconnaître que le travail en commun et les fréquentations aux sorties de l'atelier sont des causes d'excitation à la débauche la plus honteuse. Voilà les plaies qu'il faut guérir. Or, c'est aux ouvriers à se tenir en garde contre la séduction. Le jour, en effet, où il y aura dans l'atelier plus de bons que de mauvais, les premiers ramèneront les autres dans la bonne voie qu'ils n'auraient jamais dû quitter, au lieu que ce soit une majorité mauvaise qui corrompe le reste.

Les ouvriers des manufactures trouvent, dès le grand matin, sur leur chemin, deux genres de commerçants qui leur font beaucoup de mal : le cabaretier et le marchand de salaisons, de fromages et de charcuteries.

Aux différentes heures de sortie des ateliers, des

marchands de fromages, de fruits, de cervelas, se tiennent à la porte des différentes fabriques, ce qui facilite la mauvaise habitude de ne pas préparer chez soi une nourriture saine, qu'on emporterait le matin dans un panier, ou que l'on se ferait apporter par les enfants ou la mère de famille.

Nous avons blâmé, au chapitre des aliments, l'usage trop fréquent de la charcuterie. Voici des faits que nous citerons à l'appui de notre opinion :

En 1703, au siége de Thorn, après un blocus de cinq mois, la garnison, réduite au pain de munition et à la viande salée et sèche, est atteinte par le scorbut. Six cents Saxons périssent. La ville s'étant rendue, on introduit des végétaux en abondance, et le scorbut cesse.

Tous les navires qui vont à la pêche de la baleine sont frappés par cette maladie, du moment que la pomme de terre vient à manquer et que l'on est réduit à la viande salée. L'eau-de-vie ajoutée à la ration ne prévient pas le scorbut.

Industrie cotonnière. — Elle comprend plusieurs états, parmi lesquels la filature et le tissage offrent seuls quelques particularités à noter. Les ouvriers des filatures de coton, surtout les batteurs et les cardeurs, respirent beaucoup de poussière. Les individus disposés à s'enrhumer éviteront de se mettre au battage et au cardage, laissant ce genre de travail à ceux qui sont très vigoureux.

Les ouvriers employés à parer les chaînes pour le tissage mécanique sont forcés de rester longtemps dans une température élevée de 30 à 40 degrés environ. Celui qui veut prendre cet état doit être d'un très fort tempérament, ne pas être sujet à tousser. Il prendra l'habitude de se bien couvrir pour éviter le refroidissement, chaque fois qu'il sortira de l'atelier.

Industrie lainière. — L'air des manufactures de laine est pur, très peu chargé de poussière, et les fenêtres peuvent rester ouvertes sans nuire au travail.

Industrie linière. — Les premières préparations que subissent le lin et le chanvre sont l'œuvre des ouvriers de la campagne, et non de ceux des manufactures. C'est donc par digression que nous noterons ici que le rouissage ne doit se faire dans les mares qu'autant qu'il est impossible de le faire dans les eaux courantes, parce qu'il développe des miasmes qui ont besoin d'être emportés au loin. En cas d'absence d'eaux vives, la mare qui sert au rouissage doit être éloignée des habitations, et son eau ne doit jamais servir pour boisson, parce qu'elle contient des matières en putréfaction. Les eaux vives prises à une assez grande distance du lieu du rouissage n'ont pas cet inconvénient.

Revenons à notre sujet. Les autres préparations, le cardage, le peignage, le pilage, le filage et le tissage du lin et du chanvre, sont confiées généralement aux ouvriers des deux sexes dans les villes. La poussière végétale qui en résulte attaque quelquefois la gorge et les yeux. La ventilation est alors absolument nécessaire.

Manufactures d'indiennes. — Ces manufactures, qui sont en grand nombre à Rouen, ont ceci de particulier, qu'il y règne habituellement une température humide de 35 à 40 degrés. Ces deux circonstances produisent chez les ouvriers d'abondantes transpirations. Par la nature de leurs fonctions, beaucoup d'entr'eux sont forcés de passer et de sortir de ces ateliers chauds pour aller sur de petits ponts dominant des courants d'eau froide laver des étoffes.

Quoique tout ce qui ressemble à des précautions minutieuses soit parfois tourné en ridicule par l'ouvrier, nous oserons cependant lui conseiller d'avoir de bons vêtements de laine, qu'il laissera quand il travaillera dans un atelier chaud, et qu'il reprendra chaque fois qu'il en sortira pour opérer le lavage, pour aller prendre ses repas et pour retourner chez lui.

Raffineries de sucre. — La chaleur humide des ateliers exige, de la part des hommes robustes qu'on y emploie, les précautions hygiéniques que nous avons recommandées dans les circonstances analogues.

Professions exposant à l'empoisonnement par les métaux.

Dans cette catégorie se rangent les ouvriers tourneurs et limeurs de cuivre, les chaudronniers, fondeurs en cuivre, peintres cérusiers, les tisserands à la Jacquart, les ouvriers des fabriques de minium, imprimeurs, étameurs de glaces, les fabricants de cartes de visites, etc.

Tous ces ouvriers absorbent des vapeurs ou des poussières métalliques, soit de cuivre, soit de plomb, soit de mercure. Les conseils ne sont pas les mêmes pour chacun de ces agents délétères.

Les ouvriers travaillant le cuivre sont atteints souvent d'une colique analogue à la colique de plomb. Les signes avant-coureurs sont une couche grise déposée sur les dents, sur le bord des gencives, et une soif vive. La plupart des soins hygiéniques relatifs aux ouvriers travaillant le plomb seront suivis avec succès. (Voir plus bas.) Le lait est donné comme contre-poison du cuivre; du reste, les poussières cuivreuses n'ont que des effets passagers ; mais c'est chercher une mort misérable et certaine que de s'obstiner à travailler le plomb, malgré l'avertissement de la maladie.

Les signes précurseurs de la colique de plomb ou de la paralysie des peintres sont un liseré bleuâtre des gencives, un goût sucré et la fétidité de l'haleine. Les ouvriers les plus exposés sont les cérusiers, les broyeurs de couleurs et ceux qui, au moyen de *l'eau seconde*, détruisent les vieilles peintures.

A Rouen, l'on observe quelques cas de colique de plomb chez les ouvriers travaillant aux métiers à la Jacquart. (On sait que dans ces établissements une poussière métallique est formée par le frottement continuel des petits cylindres de plomb destinés à tendre les fils.) Les ouvriers de Rouen y sont plus sujets que ceux de Lyon, où cette maladie est très rare et très légère; c'est qu'à Lyon les ouvriers sont plus soigneux et qu'ils travaillent dans des ateliers peu étendus, moins ventilés. L'air en mouvement soulève, en effet, cette poussière que son poids porte naturellement en bas. A Paris, on a substitué au plomb la fonte, qui n'a pas d'inconvénients. Il est impossible, en effet, de se fier à la prudence et au soin de certains ouvriers, même pour ce qui les touche de plus près.

Les moyens de se préserver des accidents causés par le plomb sont les suivants : la ventilation, lorsque les particules de plomb sont assez légères pour être disséminées dans l'air ; de nombreuses et larges fenêtres, percées à l'opposite et dans tous les sens, et des appareils que la sollicitude des patrons multiplie chaque jour dans l'intérêt de l'ouvrier, serviront à cette ventilation.

Vient ensuite l'arrosage du sol avec de l'eau ou de la

sciure de bois humide, arrosage qui a pour effet de s'opposer à l'ascension de la poussière de plomb. C'est ce moyen qu'il faut employer dans les fabriques à la Jacquart.

L'ouvrier ne doit jamais travailler à jeun ; il est de toute nécessité qu'il prenne ses repas hors de l'atelier, et qu'auparavant il se lave soigneusement les mains. Quand la matière tient à la peau, il faut se laver avec l'eau sulfureuse, et non pas avec l'eau seconde, et brosser ensuite la poussière noire qui se forme par ce lavage. Le matin, les dents seront nettoyées avec du charbon en poudre très fine, à laquelle on ajoutera un tiers de poudre fine de quinquina. De temps en temps, les bains d'eau tiède et quelquefois d'eau sulfureuse, ceux-ci suivis de lotions d'eau de savon, seront très utiles. Au lieu de limonades nitrique, sulfurique ou sulphydrique, nous conseillons de mêler beaucoup de sel de cuisine aux aliments et de boire abondamment aux repas. Il faut que le ventre soit tenu libre ; or, l'eau salée, pour relâcher le ventre, sera, dans ce cas, un excellent moyen purgatif et un contre-poison à la fois.

Tels sont les moyens que nous recommandons aux ouvriers exposés aux effets dangereux du plomb.

Pour les cérusiers en particulier, les dangers beaucoup plus grands de leur profession ont préoccupé les savants. Malheureusement leurs efforts n'ont abouti qu'à inventer des appareils d'un usage très difficile, et qui, d'ailleurs, regardent les chefs d'établissement.

Enfin, règle absolue : dès les premiers signes de l'empoisonnement par le plomb, le travail sera interrompu, et à tout ouvrier qui aura eu la colique de plomb ou la paralysie, nous conseillerons de ne jamais reprendre sa profession.

Les étameurs de glaces sont sujets à deux sortes de maladies, le tremblement mercuriel et la salivation. Cette dernière est beaucoup plus rare : nous ne connaissons pas de moyens spéciaux de prévenir ces accidents ; mais, sitôt qu'ils se prononcent, on doit cesser immédiatement ce genre de travail, parce qu'il y va de la vie. Les signes avant-coureurs de la salivation sont la douleur, le gonflement et la rougeur des gencives, l'agacement des dents et une saveur métallique.

La courte durée du travail, des bains fréquents, la respiration à l'air libre, le changement fréquent des habits, les repas au grand air, les soins pour éviter l'humidité, enfin, l'usage des gants de vessie ou de taffetas ciré, sont les seules précautions jusqu'à présent connues, et que nous signalons aux étameurs de glaces.

Professions exposant à l'action des poussières animales ou végétales.

Les chapeliers, couverturiers, brossiers, fourreurs, matelassiers et les cardeurs, sont exposés aux poussières animales, tandis que les meuniers, boulangers, amidonniers, pileurs de drogues, charbonniers, batteurs en grange et bluteurs, vivent dans une atmosphère chargée de poussières végétales.

Pour préserver ces ouvriers de l'effet sur la poitrine des poussières animales ou végétales, il faut convenablement diriger des courants d'air à travers les ateliers, exécuter à l'air libre les travaux qui s'y prêtent. Quand ces deux préceptes sont d'une application impossible, les ouvriers doivent interrompre souvent leurs occupations, afin d'aller respirer l'air du dehors pendant quelque temps.

Dans quelques-unes de ces professions, les réchauds constituent un élément sérieux d'insalubrité, auquel on remédie en mettant au-dessus d'eux des tuyaux qui portent au dehors la vapeur du charbon.

Les meuniers et les boulangers sont si exposés à avoir des poux, que ces animaux hideux sont appelés par plaisanterie des puces de meunier. Nous regardons comme un moyen infaillible pour s'en débarrasser d'enduire abondamment les cheveux avec de la graisse de porc ou toute espèce de pommade et de les peigner avec soin; enfin, de prendre des bains.

Les pileurs de drogues ont l'excellente habitude de recouvrir leur mortier au moyen d'un linge attaché au pilon, surtout lorsqu'ils pilent la jusquiame, l'aconit. — Les cantharides, qui donnent une poussière animale, exigent les mêmes précautions.

Professions exposant à l'action des poussières minérales.

Sous ce titre nous rangeons les maçons, les cailloutcurs, les balayeurs de rues, les tailleurs de pierre, les tourneurs en métaux, etc. L'action physique des poussières minérales serait pour les poumons beaucoup plus à redouter que celle de la plupart des poussières animales et végétales; mais, d'une part, elles sont en général trop lourdes pour s'élever jusqu'à la hauteur de la bouche et rester suspendues dans l'air; de l'autre, les ouvriers dont nous parlons travaillent au grand air, de sorte que la poussière se trouve rapidement chassée.

Nous nous bornerons à un conseil pour les cailloutteurs. On sait, en effet, qu'ils sont exposés à recevoir dans le visage des fragments des cailloux qu'ils brisent, et, par exemple, à perdre ainsi un œil; ils devront porter un masque en fil métallique comme celui que portent les maîtres d'armes.

On a dit que les ouvriers qui respirent des poussières minérales meurent souvent poitrinaires. Si cela est vrai, il est impossible de l'attribuer complétement aux poussières; mais il faut en chercher la cause dans la négligence à se couvrir suffisamment pour braver les intempéries de l'air. Ils restent longtemps plus ou moins immobiles, les pieds mal chaussés, dans l'humidité, exposés au froid.

Quant aux tourneurs en métaux, forcés d'approcher le visage du point où la poussière est en mouvement, ils reçoivent souvent dans les yeux de petites paillettes métalliques, dont ils pourraient se préserver en portant des conserves entourées de taffetas.

Professions exposant à l'humidité.

Les teinturiers, les blanchisseurs, les lavandiers, les débardeurs, les égoutiers, etc., etc., travaillent au milieu d'une grande humidité. Les pieds ou les mains, longtemps plongés dans l'eau froide, deviennent le siége de gerçures, de crevasses à fond rouge, et occasionnent des douleurs cuisantes.

Pour s'en préserver, les débardeurs, en particulier, saupoudrent leurs souliers de poussière de tan, ou se lavent matin et soir avec une forte décoction d'hyèble ou simplement avec du vinaigre. Cette pratique, qui ne peut pas nuire, a encore besoin de la sanction de l'expérience. Il n'en est pas de même du précepte suivant, qui s'applique à tous et se résume dans l'usage de vêtements de laine, de toile cirée, de caoutchouc, d'une nourriture fortifiante, et enfin des alcooliques en petite quantité.

Professions exposant à une température élevée.

L'élévation de la température pendant le travail provoque des sueurs abondantes, mais qui ne sont nuisibles que lorsque les ouvriers négligent, en quittant l'atelier, de se préserver, par de bons vêtements, du refroidissement, ou bien qu'ils commettent l'imprudence de prendre des boissons très froides.

Dans ce cas se trouvent les taillandiers, les émailleurs. les forgerons, les fondeurs, les chauffeurs, les raffineurs de sucre, les verriers, etc., etc.

Ces professions provoquent une soif vive et excitent à boire des liqueurs alcooliques, dont les effets sont encore plus pernicieux dans ces conditions que dans toute autre.

Professions agissant sur la vue.

Les opticiens, les bijoutiers, les horlogers, les fourbisseurs, les compositeurs d'imprimerie, et en général tous les ouvriers qui travaillent à des objets de petite dimension, doivent se tenir le plus éloignés possible de ces objets, sinon ils ne tardent pas à se rendre myopes.

D'autre part, quand on est myope, on augmente cette infirmité en se livrant aux professions qui nécessitent l'emploi de la loupe ou du microscope (horlogers, graveurs, etc.). Quand on fera l'un de ces états, il faudra fixer les verres grossissants au devant de l'œil avec un cordon ou des ferrements, afin que ces verres restent, par rapport à lui, dans la même position pendant tout le travail.

Les conserves colorées en bleu ou en vert conviennent seulement quand on est forcé de supporter longtemps une clarté très vive (verriers, forgerons, cuisiniers), ou de travailler sur des corps qui reflètent fortement les rayons lumineux (joailliers, bijoutiers, ouvrières en linge blanc, etc., etc.). Mais les conserves colorées ne conviennent plus lorsque la lumière est peu éclatante, surtout pour les presbytes.

Les deux altérations de la vue les plus fréquentes sont la myopie, c'est-à-dire l'impossibilité de voir au loin, et la presbytie, c'est-à-dire l'état contraire, empêchant de voir les objets rapprochés et permettant de voir au loin.

Le myope et le presbyte doivent porter des lunettes, mais le plus tard qu'ils pourront, et conserver le plus longtemps possible les numéros qu'ils portent.

Quand, par suite de la gêne qu'occasionne l'une ou l'autre de ces deux infirmités, on se décide à prendre des lunettes, on ne saurait mettre trop de précaution dans leur choix. Aussi n'est-ce pas à l'opticien qu'il faut tout d'abord s'adresser, mais au médecin, qui indiquera mieux le numéro qui convient.

En général, on a le tort de commencer par des numéros trop forts, c'est-à-dire trop rapprochés du numéro 1. Que de gens sont devenus aveugles par le mauvais choix des lunettes!

Le presbyte devra se rappeler que les lunettes qui lui grossissent les objets ne sont pas appropriées à sa vue, et que, pour voir au loin, il lui faut toujours ôter ses lunettes ou les relever sur le front.

Les myopes non plus ne porteront pas constamment leurs lunettes ; celles-ci ne doivent pas faire voir les objets sensiblement plus petits qu'on ne les voit sans leur secours. Elles doivent seulement faire distinguer mieux. Elles seront ôtées pour regarder les objets rapprochés.

Professions sédentaires.

Entr'autres professions sédentaires, nous citerons les couturières, les dentelières, les tailleurs et les cordonniers.

Dans tous ces états, on éprouve les inconvénients du défaut d'exercice du corps. Cette seule remarque suffit pour faire deviner les remèdes à apporter dans beaucoup de cas.

Les tailleurs, par suite de la position qu'ils ont adoptée pour coudre, sont exposés aux hémorrhoïdes.

Les cordonniers ont souvent des douleurs d'estomac, parce qu'ils appuient sur cette région l'objet de leur travail.

Professions exposant aux émanations des matières animales putréfiées.

Elles comprennent les équarisseurs, les tanneurs, les mégissiers, les boyaudiers, les chamoiseurs, les fossoyeurs, les vidangeurs, chandeliers, savonniers, etc.

Les matières animales en putréfaction sont, pour ces ouvriers, la source de dangers; on peut y obvier en ayant soin de travailler en plein air, afin que les émanations ne puissent pas se concentrer, et de prendre une nourriture abondante et fortifiante qui empêche l'absorption des miasmes; c'est pourquoi il ne faut pas travailler à jeun.

Il est presque inutile d'ajouter que la propreté du corps et des vêtements a besoin d'être observée scrupuleusement, et qu'on doit avoir des habits de travail qu'on abandonnera exposés au grand air à l'heure des repas et à la fin de la journée.

Les piqûres ou coupures faites avec des instruments ayant dépécé des parties putréfiées demandent à être pansées avec beaucoup de soin, après avoir été bien lavées, car elles peuvent amener des accidents graves, quelquefois mortels.

D'un autre côté, les ouvriers touchant des animaux affectés du *charbon*, ou la peau de ceux qui en sont morts, sont exposés à périr de cette triste maladie; aussi sont-ils assujettis à de grandes précautions. Si, par malheur, la pustule charbonneuse se déclarait chez un ouvrier qui aurait touché une peau malade, il est important qu'il sache que cette affection fait des progrès très rapides. Il faut, de toute nécessité, s'adresser sans retard à un médecin pour se faire traiter.

Les vidangeurs, avant de vider une fosse suspecte, prendront toutes les mesures de sûreté qui constituent une partie de leur état; nous n'en parlerons pas, car le curage des fosses d'aisances est parfaitement connu de ceux qui le pratiquent, et nous ne pourrions ici traiter le sujet d'une manière complète.

Les émanations des fosses, des égouts, amènent des syncopes, des vertiges; aussi l'ouvrier doit être robuste, ne pas être ivre; il prendra seulement une ration d'eau-de-vie, de manière à être très légèrement excité.

Les yeux des vidangeurs deviennent souvent malades; après un ou plusieurs lavages faits chaque jour avec de l'eau fraîche, il est bon d'enduire les cils et les bords des paupières de graisse blanche et fraîche.

Professions exigeant un grand déploiement de force.

Les portefaix, les commissionnaires, les frotteurs, les terrassiers, les ouvriers des ports et bien d'autres, font dans leur travail des efforts musculaires très violents.

Si ces professions ont d'autres inconvénients, elles en ont surtout deux qui leur sont communs : c'est celui des hernies dues aux efforts musculaires, et celui des varices dues à la station debout longtemps prolongée.

Tout homme qui a le malheur d'être atteint d'une hernie doit, à partir du jour qu'il s'en aperçoit, s'adresser à un médecin pour *la faire réduire*, et ensuite porter constamment un bandage bien fait, qui maintienne la hernie exactement réduite. Quand le bandage devient trop vieux, est dégarni ou menace de se rompre, il faut le remplacer immédiatement. On ne saurait trop insister sur la nécessité des bandages herniaires et leur bonne application, quand on voit tant de malheureux qui, faute d'y avoir eu recours ou, pour les avoir quittés un jour seulement, sont venus mourir à l'hôpital en quelques heures, par suite de l'étranglement de la hernie.

Les varices, sans présenter le même danger, constituent une infirmité grave : d'abord, elles peuvent se rompre, et à l'instant faire perdre une grande quantité de sang ; en outre, le point de la rupture reste, pour toute la vie, le siége d'un ulcère qui se rouvre à chaque instant.

Pour prévenir la rupture des varices et les ulcères, il faut porter pendant le jour un bas lacé en coutil ou en peau. Ce bas devra être soigneusement nettoyé de temps en temps et les pieds lavés souvent. Son application n'est salutaire qu'autant qu'elle est régulière, de telle sorte que la pression qu'il exerce soit de moins en moins forte, à mesure qu'on s'élève de la pointe du pied jusqu'au genou.

Les ulcères provenant des varices doivent être guéris, parce qu'ils tendent sans cesse à s'agrandir. La crainte que certaines personnes, surtout à la campagne, émettent au sujet du danger de guérir ces ulcères, est une crainte chimérique.

Les terrassiers doivent éviter, pendant le repas et aux heures du repos, de rester auprès des terres qu'ils ont remuées. On en voit chaque jour faire ce qu'on appelle la méridienne sur ces monceaux de terre, et s'exposer ainsi à une des causes certaines de la fièvre intermittente.

Ouvriers des fabriques d'allumettes chimiques.

Les inflammations de la gorge et de la poitrine, certaines maladies graves des os de la mâchoire, ont été remarquées dans ces derniers temps chez quelques ouvriers des fabriques d'allumettes chimiques. C'est principalement chez les femmes employées à la dessication des allumettes que ces accidents ont été vus. Toutes les opérations de cette fabrication ne sont pas dangereuses. On n'a rencontré de malades que chez les ouvriers habituellement exposés aux vapeurs phosphorées, garnisseurs de presses, trempeurs, etc., etc.

Les mesures à proposer pour assainir ce genre d'industrie reposent sur ces deux propositions : 1° affecter un local isolé à chaque opération ; 2° établir un système de ventilation convenable dans les ateliers exposés aux émanations phosphorées. Ce sont là des mesures plutôt administratives que dépendant de la volonté des ouvriers ; mais, par le simple bon sens, ils en déduiront certaines précautions qui leur seront déjà fort utiles : manger loin de l'atelier, tenir les fenêtres ouvertes, se laver convenablement les mains avant les repas. L'ouvrier devra cesser immédiatement le travail, dès qu'il sentira des douleurs dans les gencives et la bouche, ou qu'il sera enrhumé.

HYGIÈNE MORALE.

La morale et l'hygiène, quoique bien distinctes dans leurs principes et différentes dans leur but, se rencontrent néanmoins souvent, et sont étroitement liées l'une à l'autre.

Donc, sans nous élever aussi haut que le moraliste ni embrasser un horizon aussi vaste, nous pourrons nous approprier beaucoup de ses préceptes.

Or, un précepte des plus importants et qui en résume, à lui seul, beaucoup d'autres, c'est celui qui recommande l'esprit de famille. Nous n'entreprendrons pas de montrer, comme le moraliste, que la vie de famille, entre de vieux parents à soutenir et des enfants à élever, est la plus noble, la plus digne de l'homme, la plus conforme au vœu de la Providence, et, par cela même, la base la plus solide des grandes sociétés humaines; mais, du moins, nous dirons à nos lecteurs : C'est dans la vie de famille seulement que vous trouverez le délassement du corps et le vrai confortable, par le calme de l'esprit, par la régularité des habitudes, par la douceur des épanchements, par les soins et les prévenances réciproques. Celui qui fait consister sa félicité à vivre au milieu des siens, ne perd point dans les cabarets sa santé, son temps, sa réputation; il reste inconnu à ces hommes perdus de dettes et de débauche dont fourmillent surtout les grandes villes; il ne se livre point à la fureur du jeu et ne va pas compromettre, en un instant, son salaire de toute la semaine et celui de sa famille. Tous les membres de la famille vivent frugalement et en bon accord; ils offrent ce calme de la physionomie, cette fraîcheur de regard qui dénoncent des mœurs pures, l'exactitude dans le régime, la régularité des travaux et des amusements. Ils donnent un exemple touchant de l'union et de la frugalité; sur le faible pécule dont ils peuvent disposer, ils lèvent encore un modique tribut pour mettre en réserve et assurer la subsistance de leurs vieux jours. Les caisses d'épargnes et les sociétés de secours mutuels reçoivent et font fructifier ce précieux dépôt. C'est là leur propriété, à eux !

Quel bonheur de pouvoir dire, lorsque l'âge aura épuisé vos forces : Je vis sur mon propre fonds, je ne suis point forcé de tendre la main et de solliciter des secours quelquefois insuffisants. Cet argent, qui doit m'aider à subsister dans la dernière période de ma vie, il est à moi doublement ; car je l'ai gagné à la sueur de mon front, et, pour le conserver jusqu'à aujourd'hui, je me suis imposé constamment de pénibles privations.

Enfin, l'esprit de famille nous porte naturellement à rester dans notre sphère, à nous contenter de ce qui est praticable, à ne point rêver à des systèmes absurdes, aux dépens des lois les plus sacrées de la société, aux dépens des améliorations possibles. Tous les membres d'une famille bien unie s'entendent pour augmenter leur masse de bien-être, mais c'est par leur loyauté, par leur activité, par la perfection de leur travail. Dans telle crise que ce soit, ils ne prêteront l'oreille ni aux insinuations perfides, ni aux déclamations furibondes des chefs de partis, quel que soit leur drapeau, et, après l'orage, ils seront les premiers à reprendre leurs travaux, ayant conservé l'estime et la bienveillance de tous ceux avec qui ils étaient en relation. Voyez, au contraire, ceux qu'exaltent la passion et de funestes utopies ! Comme ils ont souvent rompu en visière avec les plus sages de leurs parents ou de leurs amis pour servir de marchepied aux ambitieux et que d'ailleurs, la tourmente révolutionnaire n'a qu'un temps, ils voient bientôt tomber une à une toutes leurs illusions ; à l'effervescence succèdent le découragement et la démoralisation la plus complète. Et combien d'entr'eux, désormais inutiles à eux-mêmes et à la société, expient cruellement, dans les hospices d'aliénés, leur imprudence et leurs criminelles tentatives !

Si l'ambition d'un petit nombre, qui entraînent après eux des masses égarées, est la cause d'innombrables malheurs, parce qu'elle agit quelquefois sur une cité tout entière, d'autres passions, au contraire, viennent troubler le foyer domestique ; pour s'étendre sur une moins grande échelle, les désordres n'en sont pas moins profonds.

Des familles florissantes ont été consternées, décimées même quelquefois par l'emportement d'un seul. C'est en ne modérant pas les mouvements impétueux de la colère, que l'homme arrive un jour à ce paroxysme qui le pousse au crime, et lui fait laisser après lui un lit de douleur pour ceux qu'il a effrayés dans sa rage, quelquefois un lit de mort.

A côté de cette passion qui brise violemment tout sur son passage, se cache trop souvent dans l'ombre la hideuse jalousie. C'est elle qui, désunit tous les membres d'une famille. Armée d'abord de la médisance, elle frappe bientôt avec la calomnie. C'est elle qui détruit peu à peu les liens les plus sacrés qui unissent le frère à la sœur, le père à ses enfants, la femme à son mari.

Quel bien-être physique peut jamais espérer celui dont l'ambition et l'orgueil agitent le cœur, troublent le sommeil, arrêtent les digestions! celui qu'enflamment à tout propos la colère et la haine, celui que la mollesse et son inertie condamnent à l'ignorance, ou celui que la jalousie ronge incessamment!

D'un autre côté, l'influence du physique sur le moral est aussi très considérable. Ainsi, les résultats de la malpropreté, de l'insalubrité des logements, sont très souvent la fainéantise, l'abolition de l'amour-propre, le vagabondage des hommes et des enfants, la mendicité des femmes, qui exploitent toutes les manières de vivre à ne rien faire.

La paresse n'est pas toujours naturelle ; elle a quelquefois pour première cause la faiblesse physique, la perte des forces occasionnée soit par une mauvaise nourriture, soit par l'abus des boissons fortes, soit par l'insalubrité du logement. Cette faiblesse physique porte l'homme à se créer des ressources par toutes sortes de ruses, quand ce n'est pas par des délits, quelquefois par des crimes.

Puisque l'influence du moral sur le physique est incontestable, que celle du physique sur le moral ne l'est pas moins, l'homme sensé saura trouver dans la religion la sauvegarde des mœurs, et dans l'hygiène le maintien de la santé.

Toutefois il n'est jamais entré dans notre pensée de défendre les plaisirs et de tomber dans un rigorisme trop absolu.

Qu'une honnête et nombreuse famille, pour relâcher l'arc trop tendu par un travail longtemps soutenu, se réunisse en un jour de fête, après avoir entendu les offices divins, pour goûter un repas plus succulent, plus copieux et plus long que les repas ordinaires de l'ouvrier, qu'elle l'arrose même d'un vin quelque peu généreux, il n'y a là rien de mal. Mais gardez-vous de tomber dans deux écueils : les discours qui blessent la morale et les libations qui conduisent à l'ivresse.

Qu'arrive-t-il, en effet, trop souvent? La fin du repas est marquée par des chansons impures; ceux qui les chantent et ceux qui les écoutent avec plaisir sont très coupables, sans doute, mais ils se sentiraient en proie à des remords plus cuisants encore, s'ils songeaient qu'ils compromettent la moralité des jeunes enfants qui les entendent. Ces réunions, où l'on se permet tant de plaisanteries et tant de jeux qui en disent trop, sont fréquentes à la ville, très fréquentes à la campagne; rarement l'on songe à éloigner les enfants.

A cette licence vient se joindre l'abus des boissons excitantes. Une fois par hasard, où est le grand mal? Telle est l'objection que ne manquera pas de nous faire chaque convive. Mais, hélas! c'est graduellement et en quelque sorte sans y penser que les hommes deviennent ivrognes : d'abord, ils boivent une fois par hasard, par imitation, sans plaisir et pour ne pas faire autrement que les autres; plus tard, à cette indifférence succède une sensation agréable, qui dégénère en une passion, en un désir presque irrésistible pour les liqueurs fortes. Passant ainsi de la sobriété à l'intempérance, l'ouvrier n'a plus de goût pour rien, si ce n'est pour la satisfaction de son honteux penchant.

L'ivrogne devient d'un égoïsme épouvantable; il est complétement indifférent au bien-être des siens : que sa femme, ses enfants meurent de faim, qu'ils soient mal vêtus, qu'ils soient réduits à la mendicité, tant pis! cela ne l'inquiète pas, pourvu qu'il boive! Le fils de l'ouvrier ivrogne prend exemple sur son père, et comme il travaille dans un atelier avec des jeunes gens de son âge, il les entraîne facilement à partager son vice hideux, grâce à cette fausse honte que les bons ouvriers éprouvent de passer pour avares et ridicules en refusant d'aller au cabaret. Voilà la contagion de l'ivrognerie qui s'établit rapidement, comme tout-à-l'heure nous avons vu la contagion de l'immoralité.

« Tel père tel fils, » dit le proverbe. Parents, soyez vertueux, ne fût-ce que pour voir vos enfants le devenir. Ayez de la religion pour lutter contre les tentations de toute sorte; vos enfants aimeront aussi la religion, et la religion, plus puissante que votre exemple déjà si fort, les maintiendra dans la voie du bien, la seule qui conduise au bonheur et à la santé.

FIN.

TABLE DES MATIÈRES.

BIBLIOTHEQUE NATIONALE DE FRANCE
3 7531 03987446 7

www.ingramcontent.com/pod-product-compliance
Ingram Content Group UK Ltd.
Pitfield, Milton Keynes, MK11 3LW, UK
UKHW021619260726
13965UKWH00007B/1265